Maria Lohmann

Lexikon
der Normalwerte

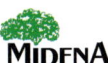

MidenA

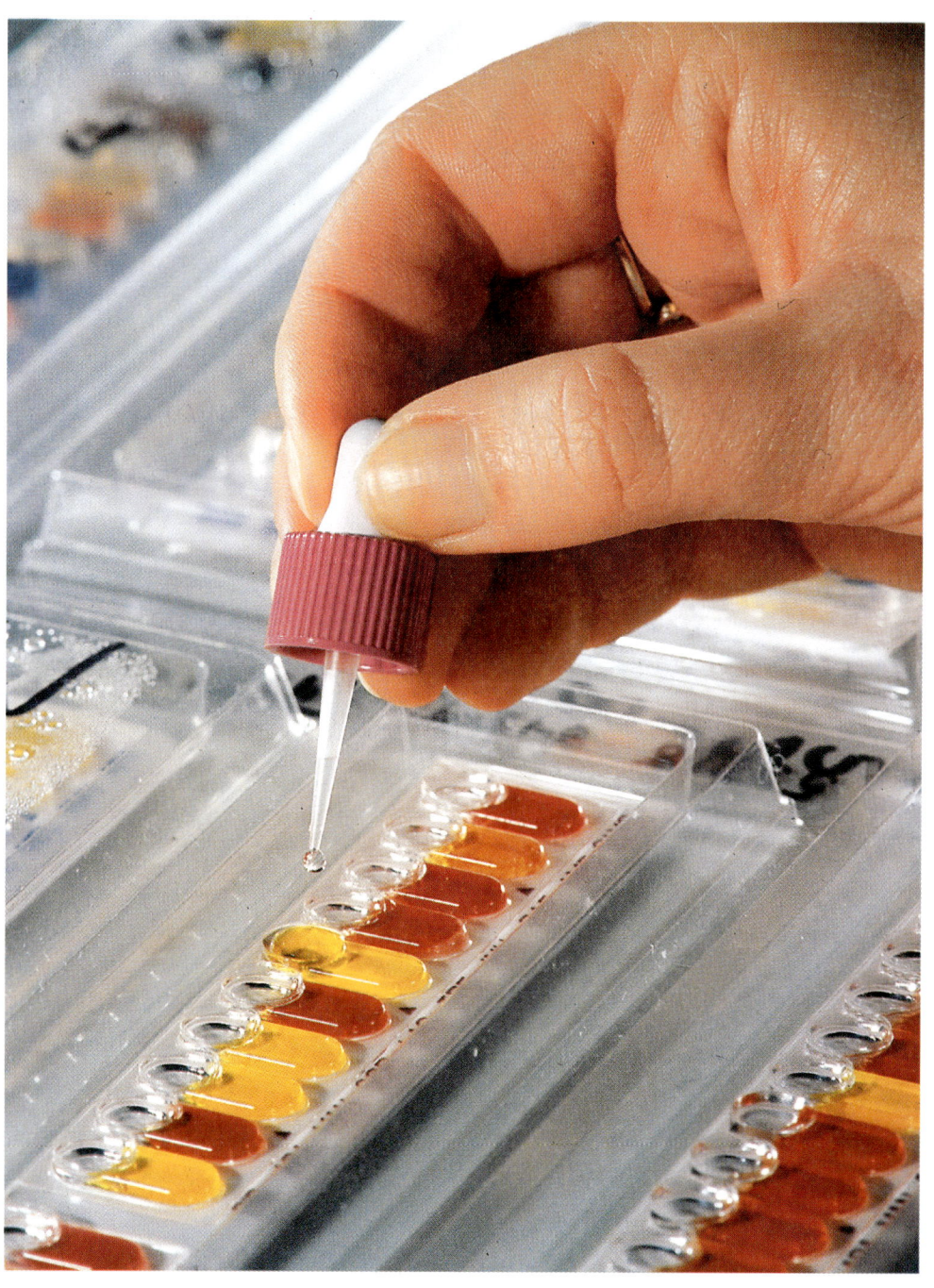

Maria Lohmann

Lexikon der Normalwerte

Was bedeuten meine Laborwerte, und was ist normal?

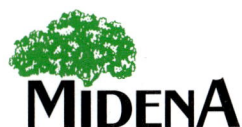

MIDENA

Inhalt

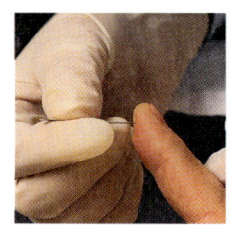

In der modernen Medizin werden verschiedene Arten der Blutentnahme praktiziert. Wird aus der Fingerkuppe Blut entnommen, spricht man von Kapillarblut.

Die Lymphozyten, hoch entwickelte weiße Blutkörperchen, spielen in unserem Körper eine wichtige Rolle: Sie bekämpfen gemeinsam mit den anderen weißen Blutkörperchen eindringende Krankheitserreger.

Die Leber ist eines unserer größten und wichtigsten Organe. Sie erfüllt vielfältige Aufgaben im Körper, beispielsweise steuert sie die Umwandlung von Nährstoffen aus der Nahrung in körpereigene Substanzen.

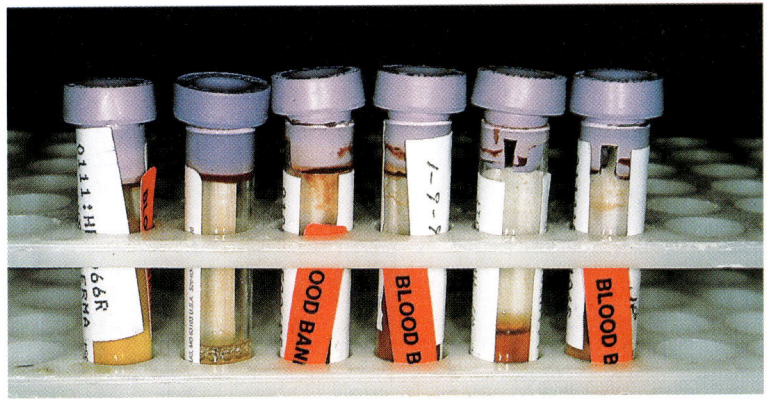

Nach der Blutentnahme werden die einzelnen Bestandteile des Blutes untersucht: im Bild rote und weiße Blutkörperchen und Serum.

Einleitung

Bei mindestens jeder dritten Diagnose stützt sich der Therapeut auf die Ergebnisse von Laboruntersuchungen. Ihre Analyse gibt uns tiefe Einblicke in das Innere des Körpers, denn fast jede Krankheit hinterlässt ihre Spuren im Blut oder Urin. Ein kleiner Tropfen Blut oder Harn kann über unseren Zustand daher manchmal mehr aussagen als komplizierte Untersuchungen. Aber was bedeutet der Ausdruck »Normalwerte«? Welche Werte sind eigentlich normal? Und was bedeuten Abweichungen, eine Erhöhung oder ein Abfallen der Werte? Der Begriff Normalwert sagt nicht mehr aus, als dass ungefähr 95 Prozent der Bevölkerung innerhalb dieses Messbereiches liegen, während die restlichen 5 Prozent von diesen Werten abweichen, ohne deswegen jedoch krank zu sein. Sie können also von der Mehrheit abweichende Werte besitzen und sich trotzdem bester Gesundheit erfreuen! Entscheidend ist, die Laborwerte nicht isoliert, sondern individuell und in jedem Einzelfall neu zu interpretieren.

Je mehr der mündige Patient über die Bedeutung der Laborwerte und seinen Körper weiß, umso eher kann er zusammen mit dem Arzt an seiner Gesundheit arbeiten.

Die Möglichkeiten der modernen Labormedizin verleiten dazu, sich zu stark auf nackte Zahlen und messbare Ergebnisse zu konzentrieren und dabei außer Acht zu lassen, dass Gesundheit doch viel mehr bedeutet als normale (Labor-)Werte. Aber auch der gegenteilige Fall ist möglich: Der Patient fühlt sich krank, die Werte sind jedoch völlig in Ordnung. Das schafft Unsicherheit, ist aber in den meisten Fällen ein gutes Zeichen, heißt es doch, dass die gesundheitliche Störung noch nicht zu messbaren Organveränderungen geführt hat. In diesem Stadium kann gerade die Naturheilkunde sehr viel ausrichten, um diese feinen Störungen sanft und nachhaltig zu beeinflussen und den Organismus wieder ins Gleichgewicht zu bringen. Zu berücksichtigen ist auch, dass Laborwerte gewissen »Modeer-

8

scheinungen« bzw. neuen Erkenntnissen unterliegen. Denken Sie nur an die Diskussion um das leidige Thema Cholesterin: Während vor wenigen Jahren die Grenzen des Cholesterin-Normalbereichs sehr eng gesteckt wurden, sind die Experten heute in der Interpretation dessen, was noch »normal« sei, weitaus großzügiger geworden.

Ein Trend, der sicher in den nächsten Jahren zunimmt, ist die Selbsttestung, d. h. die Tests, die der Patient zu Hause selbstständig durchführen kann. Die kleinen Geräte zur Messung, z. B. des Blutzuckers, sind kinderleicht zu bedienen und mittlerweile sehr verbreitet. Weitere Tests, u. a. zur Bestimmung der Blutgerinnung und des Cholesterins werden ähnlich bekannt werden.

Zu einem gründlichen Gesundheits-Check-up gehören nicht nur Untersuchungen, sondern auch ein intensives Gespräch zwischen Arzt und Patient.

Im Gespräch mit vielen Patienten wurde deutlich, wie sehr Bedarf an verständlichen Informationen zum Thema Labor und Blutwerte besteht, denn die Möglichkeit für ein ausführliches Gespräch zwischen Arzt und Patient ist selten gegeben. Und viele Fremdworte und Fachbegriffe bleiben dem Laien unverständlich. Wichtig ist aber, dass der Patient versteht, warum welche Untersuchungen notwendig sind und welche Bedeutung bestimmte Laborwerte haben, ohne dass dabei der Diagnose des Arztes vorgegriffen wird.

Dieses Buch bietet Ihnen Hintergrundwissen, übersichtlich und verständlich dargestellt. Zusammenhänge zwischen gesundheitlichen Störungen und Laborwerten werden genau dargestellt und damit auch für den »Nichtexperten« nachvollziehbar. Gleichzeitig liefert dieses Buch zahlreiche Tipps und Hinweise, wie Sie selbst Ihre Werte positiv beeinflussen können. Dabei soll dieses Buch keineswegs das Gespräch mit Ihrem Therapeuten ersetzen, sondern im Gegenteil den Dialog verbessern.

Und bei all dem vergessen Sie nicht: Der Mensch ist mehr als die Summe seiner Laborwerte!

Maria Lohmann

Das Blut

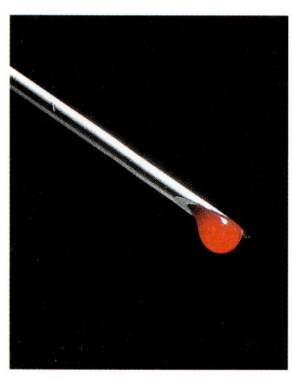

Dass Blut ein »ganz besonderer Saft« ist, wusste schon Goethe. Heute spielen Laboruntersuchungen des Blutes in der Medizin eine zentrale Rolle bei der Diagnose und Überwachung von Therapien. Da das Blut bei nahezu jeder Krankheit seine Zusammensetzung verändert, lässt sich aus seinen Werten viel über den Zustand der meisten Organe schließen.

Das Blut ist eine Art Spiegelbild für den Zustand unseres Körpers: Eine Vielzahl von Erkrankungen kann bereits über eine einfache Blutuntersuchung festgestellt werden.

Die Blutentnahme

Wenn eine Blutanalyse im Labor durchgeführt werden soll, muss der Arzt dazu eine ausreichende Menge an Blut entnehmen, das in Glasröhrchen abgefüllt wird. Sie sind mit einem Stoff präpariert, der die Gerinnung des Blutes verhindert.

Das Blut im Labor

Im Labor wird das Blut zentrifugiert, d. h. es wird mit hoher Geschwindigkeit geschleudert, wodurch seine festen und flüssigen Bestandteile voneinander getrennt werden. Für die meisten Bluttests wird Serum benötigt, das im Gegensatz zum Plasma keine Gerinnungsfaktoren und auch keine Blutzellen mehr enthält und deshalb besser untersucht werden kann.

Wo wird Blut entnommen?

Blut aus der Kapillare

Die Entnahme erfolgt an der Fingerkuppe oder am Ohrläppchen und ist für die Untersuchung von Blutzucker und Hämoglobin geeignet.

Das Kapillarblut stammt aus den kleinsten Blutgefäßen und ist mit etwas Zellflüssigkeit vermischt. Das erklärt, warum die Laborergebnisse von Kapillarblut und dem Blut aus der Armvene nicht völlig übereinstimmen; gewisse Abweichungen sind dabei normal.

Blut ist flüssiges Gewebe, das in unserem Körper vielfältige Transport- und Schutzfunktionen erfüllt.

Blut aus der Vene

Dabei wird am Arm bzw. in der Ellenbeuge mit einer Nadel sauerstoffarmes Blut abgenommen. Dies ist die häufigste Art der Blutentnahme.

Blut aus der Arterie

Dieses Blut ist sehr sauerstoffreich. Es wird für eine spezielle Untersuchung zur Bestimmung von Sauerstoff und Kohlendioxid sowie des pH-Wertes entnommen und überwiegend im Krankenhaus und bei Spezialisten, z. B. Lungenfachärzten, durchgeführt.

TIPPS GEGEN BLAUE FLECKEN

Nach der Blutentnahme die Einstichstelle mit einem Tupfer fest drücken und den Arm hochheben – keinesfalls beugen! Dadurch werden blaue Flecken verhindert.

Warum nüchtern zur Blutentnahme?

Nahrungsmittel können die Blutwerte erheblich beeinflussen, dies gilt besonders für die Blutzucker- und Fettwerte. Um unverfälschte Ergebnisse zu bekommen, sollte der Patient bei der Blutentnahme nüchtern sein, d. h. die letzte Nahrungsaufnahme sollte zwölf Stunden zurückliegen. Wichtig: Auch die Morgenmedikamente erst nach der Blutuntersuchung einnehmen. Alle in diesem Buch angegebenen Normalwerte beziehen sich

Sauerstoffreiches Blut (in den Arterien) hat eine hellrote Farbe, sauerstoffarmes Blut (in den Venen) eine dunkelrote Farbe.

auf die Nüchternprobe am Morgen. Um bei Kontrolluntersuchungen vergleichbare Werte zu erhalten, sollte die Blutentnahme immer unter denselben Bedingungen stattfinden.

VERFÄLSCHUNG VON LABORERGEBNISSEN

Eine zu lange Venenstauung während der Blutentnahme kann erhöhte Werte im Blut vortäuschen. Besonders bei der Bestimmung von Kalium ist eine schonende Blutentnahme wichtig.

Auch sollte die Faust während der Stauung nicht mehrmals geöffnet und geschlossen werden. Stehen die genommenen Proben zu lange, können die Ergebnisse ebenfalls verfälscht werden.

Was sind Normalwerte?

Wichtig: Einzelne Laborwerte nicht überbewerten, sondern im Zusammenhang mit anderen Werten sehen! Gegebenenfalls die Untersuchung wiederholen.

Wer sich näher mit Laborwerten beschäftigt, wird feststellen, dass die in diesem Buch genannten Normalwerte von anderen Angaben häufig leicht nach oben oder unten abweichen. Das liegt daran, dass von Labor zu Labor die Werte geringfügig unterschiedlich sein können, z. B. aufgrund einer etwas anderen Labortechnik und verschiedener Testsubstanzen.

Falls also Ihr Arzt etwas andere Normalwerte als die hier angegebenen benutzt, sollte Sie das nicht verunsichern, solange Ihre Werte nicht übermäßig von den Normwerten abweichen. Umgekehrt garantiert ein Wert im normalen Bereich nicht, dass gesundheitlich tatsächlich alles in Ordnung ist.

Welche Faktoren beeinflussen die Blutwerte?

✳ Geschlecht

Bei vielen Laborwerten werden für Männer und Frauen unterschiedliche Normalwerte angegeben, die im Zusammenhang mit Körpergröße und Gewicht stehen.

✳ Alter

Eine ganze Reihe von Blutwerten sind altersabhängig, d. h. sie steigen ab dem fünfzigsten Lebensjahr an. Dazu gehören: Rheumafaktoren, Cholesterin, Triglyzeride, Harnstoff, Blutkörperchensenkungsgeschwindigkeit (BSG, BKS), Zuckerbelastungstest und die Kreatinin-Clearance.

✳ Ernährung

In Abhängigkeit von Zusammensetzung und Menge einer Mahlzeit und dem zeitlichen Abstand der letzten Mahlzeit von der Blutentnahme steigen die Blutspiegel von Werten wie Blutzucker und Fettsäuren an. Deshalb sollte die Blutentnahme in nüchternem Zustand, d. h. nach einer zwölfstündigen Nahrungspause, erfolgen.

✳ Alkohol

Der Konsum von Alkohol hat kurzfristig und langfristig Einfluss auf die Laborwerte, besonders auf die Leberwerte.

Die richtige Ernährung spielt für die Gesundheit eine große Rolle: Sie sollte ausgewogen sein, damit der Körper Eiweiß, Fett, Kohlenhydrate, Ballaststoffe, Vitamine und Mineralstoffe in ausreichender Menge erhält.

Bei der Bewertung der so genannten Blutwerte müssen eine Reihe verschiedener Faktoren berücksichtigt werden. So wirkt sich etwa das Alter auf manche Blutwerte negativ aus, sie steigen. Dies gilt zum Beispiel für Cholesterin.

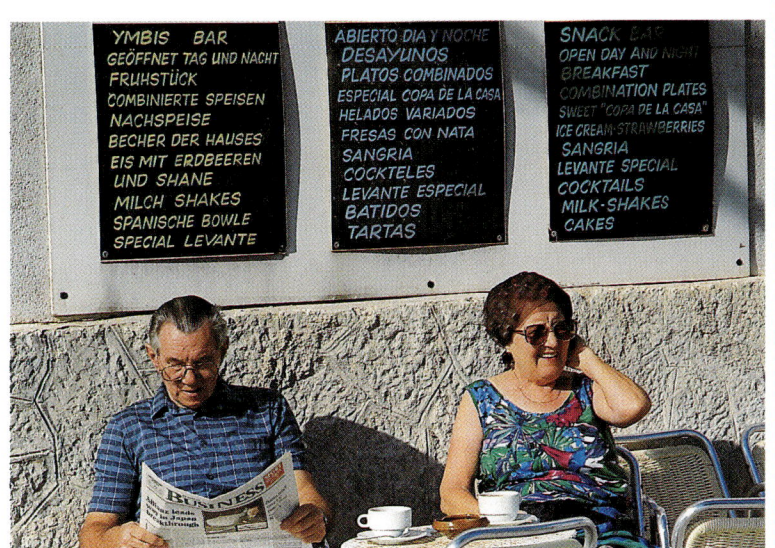

❋ Medikamente

Zahlreiche Medikamente beeinflussen die Laborwerte, daher sollten dem Arzt alle Arzneimittel bekannt sein, die Sie einnehmen.

❋ Körperliche Anstrengung und Stress

Körperliche Anstrengung, die weniger als drei Stunden zurückliegt, sogar längeres Stehen, führt zu einer Verfälschung der Messwerte. Vor der Blutentnahme ist es daher ratsam, sich auszuruhen.

❋ Tageszeit

Der Hormonspiegel ist tageszeitlichen Schwankungen unterworfen, so ist z. B. der Kortisonwert morgens am höchsten. Daher ist die Blutentnahme zur gleichen Tageszeit wichtig.

❋ Körperlage

Die Körperlage bei der Blutentnahme beeinflusst die Konzentration einzelner Stoffe erheblich. Deshalb sollte das Blut immer in derselben Körperlage – entweder im Sitzen oder im Liegen – entnommen werden.

Das Blut enhält derartig viele Stoffe, dass eine Blutuntersuchung Aussagen über den Zustand – Gesundheit oder Krankheit – der einzelnen Organe zulässt.

Die Aufgaben des Blutes

Der Körper eines Erwachsenen enthält zwischen vier und sechs Liter Blut, das über das weit verzeigte Netz der Blutgefäße jeden Winkel des Körpers erreicht. Das »flüssige Organ« Blut wird im Knochenmark gebildet und hat viele wichtige Aufgaben.

Transportfunktion

Für die Atmung befördert das Blut Sauerstoff von den Lungen zu den Geweben und umgekehrt Kohlendioxid von den Geweben zu den Lungen. Außerdem bringt es Nährstoffe zu den Zellen und transportiert gleichzeitig Abfallstoffe ab. Es befördert Hormone und Enzyme an ihren Wirkungsort.

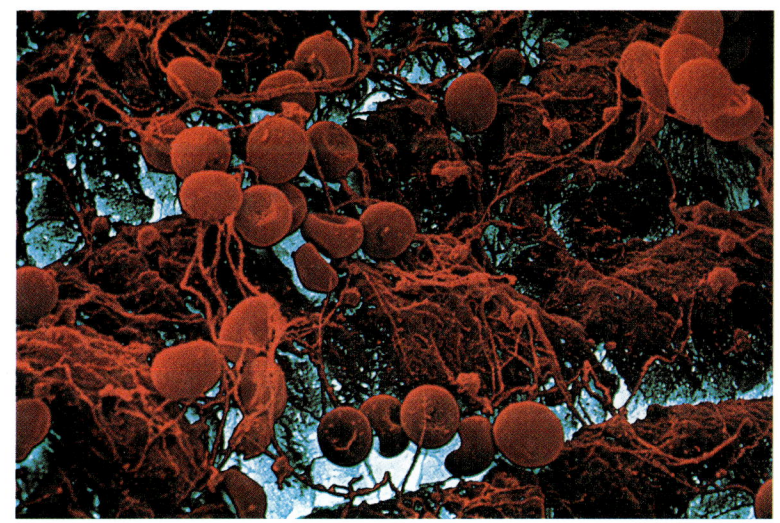

Abwehrfunktion

Ein Teil der Blutkörperchen sind Abwehrzellen. Sie bekämpfen körperfremde Krankheitserreger und erkennen degenerierte körpereigene Zellen.

Blutgerinnung

Ein Teil der Blutkörperchen verschließt bei einer Verletzung mit dem Gerinnungsstoff Fibrinogen die Wunde und schützt damit den Körper vor Blutverlusten.

Regulierung der Körpertemperatur

Durch die ständige Blutzirkulation ist eine gleichbleibende Körpertemperatur von 36,5 Grad Celsius garantiert.

Blutzellen spielen eine wichtige Rolle bei der Immunabwehr: Sie schützen den Organismus vor körperfremden Eindringlingen.

Die Zusammensetzung des Blutes

Das Blut besteht sowohl aus festen Bestandteilen, den Blutkörperchen, als auch aus flüssigen, dem Plasma. Die Blutkörperchen lassen sich in rote und weiße und in Blutplättchen unterteilen. Das Plasma ist eine klare, gelbliche Flüssigkeit, die zu 90 Prozent aus Wasser besteht und zahlreiche lebensnotwendige Substanzen enthält.

Um die Blutbestandteile zu untersuchen, wird an der Fingerkuppe, am Ohrläppchen oder an der Armvene Blut abgenommen.

BESTANDTEILE DES BLUTES

Feste Bestandteile (ca. 45%): Blutkörperchen
* Rote Blutkörperchen (Erythrozyten)
* Weiße Blutkörperchen (Leukozyten)
* Blutplättchen (Thrombozyten)

Flüssige Bestandteile (ca. 55%): Plasma
* 90% Wasser
* 8% Eiweiße
* Fette
* Zucker
* Mineralstoffe und Spurenelemente
* Hormone
* Enzyme
* Vitamine
* Gerinnungsstoffe
* Stoffwechselabbauprodukte
* Serum: Plasma ohne Gerinnungsstoffe

Das Blutbild

Die Bestimmung des Blutbildes ist eine der häufigsten Laboruntersuchungen. Dabei wird zwischen dem kleinen Blutbild und dem großen Blutbild unterschieden. Im großen Blutbild, dem so genannten Differenzialblutbild, werden zusätzlich die verschiedenen Gruppen der weißen Blutkörperchen genau bestimmt.

Die Blutkörperchen

Fast die Hälfte unseres Blutes besteht aus festen Bestandteilen, den Blutkörperchen, die unterschiedliche Aufgaben zu erfüllen haben.

Die roten Blutkörperchen (Erythrozyten)

Normalwerte: Männer 4,5–5,9/pl   Frauen 4,1–5,1/pl

Die roten Blutkörperchen stellen mit 99 Prozent die größte Gruppe der Blutzellen dar. Ihr wichtigster Bestandteil ist das eisenhaltige Hämoglobin, das dem Blut die rote Farbe gibt. Die roten, scheibchenförmigen Blutkörperchen sind für den Transport von Sauerstoff zu den Zellen und den Abtransport von Kohlendioxid zuständig. Nach einer Lebenszeit von etwa drei Monaten werden die roten Blutkörperchen in Leber und Milz abgebaut. Wenn die roten Blutkörperchen vermehrt auftreten, dann sind die Erythrozytenwerte erhöht; die wird Polyglobulie genannt. Eine Verminderung, niedrige Werte der roten Blutkörperchen, bezeichnet man als Anämie.

Ursachen für eine Vermehrung der Erythrozytenzahl (Polyglobulie)

* Flüssigkeitsmangel
* Herz- und Lungenerkrankungen
* Aufenthalt im Hochgebirge
* Höhentraining bei Sportlern

Ursachen für eine Verminderung der Erythrozytenzahl (Anämie)

* Eisenmangel
* Verlängerte oder zu häufige Menstruation

Die scheibchenförmigen roten Blutkörperchen (Erythrozyten) werden im Knochenmark gebildet. Sie sind verantwortlich für den Transport von Sauerstoff und Kohlendioxyd im Blut.

UNTERSUCHUNG DER BLUTKÖRPERCHEN

Kleines Blutbild: Untersuchung von roten und weißen Blutkörperchen, Blutplättchen, Hämoglobin und Hämatokrit	Großes Blutbild: kleines Blutbild und zusätzlich eine genaue Untersuchung der weißen Blutkörperchen durch Einfärbung

* Erhöhter Bedarf, z. B. während des Wachstums und in der Schwangerschaft
* Einseitige Ernährung (Fastfood, vegetarische Kost, vitaminarme Ernährung)
* Mangel an Vitamin B12 oder Folsäure
* Chronische Blutverluste (im Magen-Darm-Bereich)

WUNDERWERK MENSCH

Es ist kaum vorstellbar, dass im Blut insgesamt etwa 30 Billionen rote Blutkörperchen fließen. Ihre Lebensdauer beträgt ca. vier Monate. Jede Sekunde gehen in einem natürlichen Alterungsprozess mehr als zwei Millionen davon zu Grunde, die im Knochenmark neu gebildet werden müssen. In einem kleinen Würfel mit einer Kantenlänge von einem Millimeter haben etwa fünf Millionen rote Blutkörperchen Platz.

Hämoglobin
Normalwerte: Männer 14–18 g/dl Frauen 12–16 g/dl

Es gibt drei Haupttypen von Blutkörperchen: die roten, die weißen und die Blutplättchen. Sie erfüllen jeweils unterschiedliche Funktionen.

Hauptbestandteil der Erythrozyten ist der rote Blutfarbstoff Hämoglobin (Hb). Er bindet Sauerstoff und transportiert ihn zu den einzelnen Organen und Zellen, wo er im Austausch Kohlendioxid aufnimmt. Eine Erniedrigung des Hb-Gehaltes weist auf eine Anämie hin. In der Regel entsprechen Veränderungen des Hämoglobinwertes meist denen der roten Blutkörperchen.

Die weißen Blutkörperchen (Leukozyten)
Normalwerte: 4–10/nl

Hauptaufgabe der weißen Blutkörperchen ist die Abwehr von Krankheitserregern und Fremdstoffen. Sie werden daher auch als »Schutzpolizei« des Körpers bezeichnet. Sie fressen Fremdkörper regelrecht auf.

Die weißen Blutkörperchen können die Blutbahn verlassen und ins Gewebe wandern, um dort direkt ihre Abwehrfunktion zu erfüllen.

Nur zehn Prozent aller Leukozyten zirkulieren im Blut. Der Rest befindet sich im Gewebe, in den Lymphknoten, im Knochenmark und kann bei einer Entzündung rasch freigesetzt und mobilisiert werden. Erhöhte Leukozytenwerte im Blut deuten darauf hin, dass sich unser körpereigenes Abwehrsystem im Alarmzustand befindet.

Ursachen für eine Vermehrung der Leukozyten (Leukozytose)

* Bakterielle Entzündungen und Infektionen
* Starke körperliche oder seelische Belastungen
* Schwangerschaft
* Rheumatische Erkrankungen
* Akuter Blutverlust, Schockzustände
* Leukämie (Blutkrebs)

Leukozyten werden im Knochenmark und in den Lymphknoten gebildet und in Milz und Thymus programmiert.

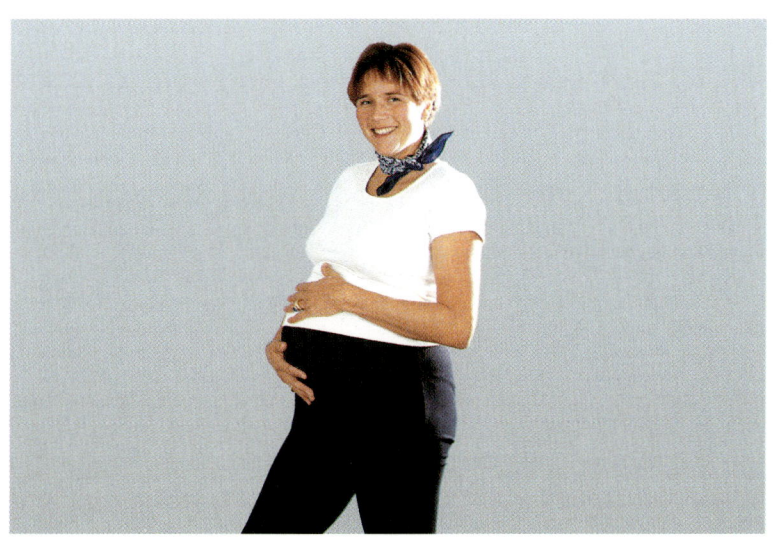

Während der Schwangerschaft produziert der weibliche Körper mehr weiße Blutkörperchen oder Leukozyten. Die körpereigene Abwehr befindet sich in dieser Zeit also in erhöhter Alarmbereitschaft.

Ursachen für eine Verminderung der Leukozyten (Leukopenie)

Wie lange die Leukozyten leben, hängt davon ab, welche Abwehraufgaben sie bewältigen müssen.

⁎ Virusinfektionen
⁎ Masern, Mumps, Röteln und echte Grippe (Influenza)
⁎ Strahlen- und Chemotherapie
⁎ Medikamente: z. B. Schmerzmittel oder Schilddrüsenhormone, Mittel gegen Epilepsie

Das Differenzialblutbild

Beim Differenzialblutbild werden die Leukozyten genau betrachtet. Mithilfe einer besonderen Färbemethode lassen sie sich in weitere Untergruppen aufschlüsseln.

Dabei wird ein Tropfen des entnommenen Blutes auf eine Glasplatte ausgestrichen und unter dem Mikroskop ausgewertet. Aus der prozentualen Verteilung, der Größe und dem Reifegrad der Blutzellen kann der Arzt Rückschlüsse auf bestimmte Krankheiten ziehen.

Die drei Hauptgruppen der Leukozyten sind:

⁎ Granulozyten
⁎ Lymphozyten
⁎ Monozyten.

Die Granulozyten lassen sich nochmals unterteilen, in neutrophile, eosinophile und basophile Granulozyten.

DIFFERENZIALBLUTBILD (ÜBERSICHT LEUKOZYTEN)

Gruppen	Prozente
Neutrophile Granulozyten	40–80%
Lymphozyten	20–40%
Monozyten	2–12%
Eosinophile Granulozyten	0–15%
Basophile Granulozyten	0,5–1%

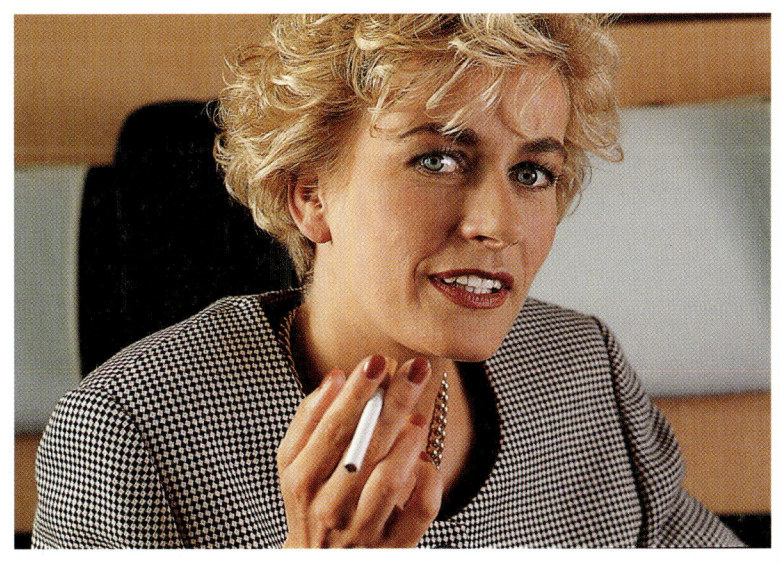

Ursachen für eine Erhöhung der neutrophilen Granulozyten

* Bakterielle Infektionen, Entzündungen
* Rheumatische Erkrankungen
* Plizerkrankungen
* Leukämie
* Akute Blutungen
* Zigarettenrauchen

Ursachen für eine Erhöhung der Lymphozyten

* Keuchhusten, Röteln, Tuberkulose
* Chronische Infekte
* Überfunktion der Schilddrüse
* Virusinfekte, Hepatitis (Leberentzündung)

Ursachen für eine Erhöhung der Monozyten

* Tuberkulose
* Abklingende Infektionen (Hinweis auf Genesung)

Bei einem Differenzialblutbild wird im Labor die Zusammensetzung der Leukozyten genauer bestimmt.

Die neutrophilen Granulozyten stürzen sich auf Bakterien, Viren und Pilze im Blut; die eosinophilen und basophilen Granulozyten wehren Parasiten ab.

* Entzündliche Darmerkrankungen (Morbus Crohn, Colitis ulcerosa)
* Malaria

Ursachen für eine Erhöhung der eosinophilen Granulozyten

* Allergische Erkrankungen, z. B. Asthma, Neurodermitis
* Parasitenbefall, z. B. Würmer
* Scharlach
* Abklingende Infektionen (Hinweis auf Genesung)

Ursachen für eine Erhöhung der basophilen Granulozyten

* Schwere Nierenerkrankungen
* Schwangerschaft
* Einnahme der Antibabypille
* Darmentzündungen (Colitis ulcerosa)
* Unterfunktion der Schilddrüse
* Stress
* Nach Entfernung der Milz
* Leukämie

Die Blutplättchen
Normalwert: 140000–400000/µl

Die Blutplättchen – Thrombozyten – sind winzige, unregelmäßig geformte Zellen, die im Knochenmark gebildet und ein bis zwei Wochen später in der Leber und Milz wieder abgebaut werden.

Die Thrombozyten spielen eine wichtige Rolle bei der Blutgerinnung. Wird ein Blutgefäß verletzt, lagern sich die Thrombozyten an die Wundränder an und innerhalb weniger Minuten entsteht ein Pfropf, der die Wunde – wenn sie nicht allzu groß ist – verschließt.

Bei einer Verminderung der Blutplättchen ist die normale Blutstillung gestört, während sich bei einer Erhöhung vermehrt Blutgerinnsel bilden, die zu einem gefährlichen Gefäßverschluss führen können. Ein bekanntes Medikament, das die Zusammenballung der Thrombozyten hemmt, ist die Azetylsalizylsäure (ASS, z. B. Aspirin). Sie wird vom Arzt bei entsprechenden Risikofaktoren verordnet.

Ursachen für eine Vermehrung der Thrombozyten

* Infektionskrankheiten
* Erkrankungen des Knochenmarks
* Tumoren
* Chronische Entzündungen
* Eisenmangel
* Nach Entfernung der Milz

Ursachen für ein Verminderung der Thrombozyten

* Angeboren
* Strahlen- oder Chemotherapie
* Milzvergrößerung
* Medikamente, z. B. Antibiotika und Schmerzmittel
* Alkohol
* Nach Infektionen
* Leukämie

Je dickflüssiger das Blut ist, umso eher kann eine gefährliche Thrombose entstehen. Mit gerinnungshemmenden Mitteln muss das Blut dünnflüssiger gemacht werden.

Der Hämatokrit

Normalwert: Männer 42–50% Frauen 36–45%

Der Hämatokrit gibt den Anteil der festen Bestandteile (rote und weiße Blutkörperchen und Thrombozyten) im Blut an. Um ihn zu ermitteln, wird das Blut in einer Zentrifuge in seine festen und flüssigen Bestandteile getrennt. Die festen Bestandteile (durchschnittlich 45 Prozent) lagern sich im unteren Teil des Reagenzglases ab.

Um den so genannten Hämatokritwert zu ermitteln, wird das Blut in seine festen Bestandteile, die roten und weißen Blutkörperchen sowie die Blutplättchen, und seine flüssigen, das Blutplasma, getrennt.

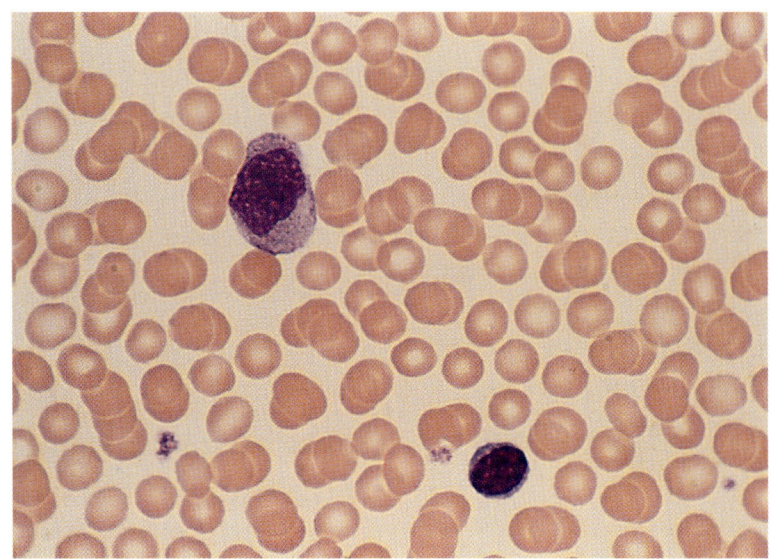

Zu einer Erhöhung des Hämatokrits kommt es durch eine Vermehrung der roten Blutkörperchen (Polyglobulie) oder durch Austrocknung des Körpers (Flüssigkeitsmangel, Eindickung des Blutes). Dieser Zustand ist ungünstig, da die Fließeigenschaften des Blutes eingeschränkt sind. Der Volksmund spricht in diesem Zusammenhang auch von »dickem Blut«. Bei einer Anämie ist der Hämatokritwert durch den Mangel an roten Blutkörperchen erniedrigt.

Die Blutsenkung

Bei Frauen sinken die Blutkörperchen schneller ab: Sie haben - im Verhältnis zur gesamten Blutmenge - weniger Blutzellen als Männer.

Die Blutsenkung oder Messung der Blutkörperchensenkungsgeschwindigkeit gibt an, wie schnell die roten Blutkörperchen in einem senkrecht stehenden Röhrchen auf den Boden absinken. Nach einer Stunde wird abgelesen, um wie viele Millimeter sich die Blutzellen abgesetzt haben. Sinken die Blutkörperchen schnell ab, spricht man von einer beschleunigten Blutsenkung, was auf eine Entzündung im Körper hinweist. Dieses Ergebnis sagt jedoch noch nichts über die Ursache und den Ort der Entzündung aus. Um diese zu ermitteln, sind weitere Untersuchungen notwendig.

Die einfach und schnell durchzuführende Blutsenkung gehört zum Basisprogramm jeder Laboruntersuchung bei Verdacht auf Entzündungen.

Die BSG-Ergebnisse werden maßgeblich durch die Menge und die Zusammensetzung der Blutkörperchen und den Eiweißgehalt im Blut beeinflusst. Außerdem gelten für Frauen und Männer unterschiedliche Werte, da Frauen weniger Blutzellen im Verhältnis zur Gesamtblutmenge haben.

Ursachen für eine Beschleunigung der BSG

* Akute und chronische Entzündungen, vor allem durch Bakterien (bei akuten Entzündungen frühestens nach einem Tag)
* Rheumatische Erkrankungen
* Leukämie
* Blutarmut (Anämie)
* Tumoren
* Chronische Leber- und Nierenerkrankungen
* Schwangerschaft
* Chronische Darmentzündungen

Ursachen für eine Erniedrigung der BSG

* Vermehrung der roten Blutkörperchen (Polyglobulie)
* Allergische Erkrankungen
* Herzschwäche
* Medikamente: z. B. Aspirin, Kortison, Antirheumatikum

Stellt der Arzt eine erhöhte Blutkörperchensenkungsgeschwindigkeit fest, ist dies der erste Hinweis, dass es im Körper einen Entzündungsherd gibt. Wo genau, muss durch weitere Untersuchungen geklärt werden.

NORMALWERTE NACH EINER STUNDE

	Frauen	Männer
unter 50 Jahre	unter 20 mm	unter 15 mm
über 50 Jahre	unter 30 mm	unter 20 mm

Die Blutgerinnung

*Der Gerinnungs-
faktor des Blutes
sollte auch über-
prüft werden, wenn
Medikamente
eingenommen wer-
den, die das Blut
verdünnen, sowie
routinemäßig vor
Operationen.*

Unmittelbar nach jeder Verletzung der Blutgefäße versucht der Körper so schnell wie möglich, die Wunde abzudichten. Dabei werden innerhalb von Sekunden die Blutplättchen, verschiedene Gerinnungsfaktoren und das Fibrinogen mobilisiert. Fibrinogen ist ein löslicher Eiweißstoff, der im Blutplasma vorkommt. Daraus entsteht bei der Blutgerinnung unter Einwirkung von Thrombin der Blutfaserstoff Fibrin.

Die Thrombozyten setzen Enzyme und Gerinnungsfaktoren frei und leiten damit die Blutgerinnung ein. Es entsteht ein Fibrinnetz, in dem die Blutplättchen hängen bleiben. Durch Zusammenziehen des Fibrinnetzes verkleinert sich die Wunde. Ohne dieses System der Blutgerinnung würde der Mensch bereits durch die geringste Verletzung sehr schnell verbluten.

Eine mangelhafte Blutgerinnung kann durch eine gestörte Funktion der Blutplättchen oder der Gerinnungsfaktoren entstehen. Mithilfe von speziellen Laboruntersuchungen lässt sich feststellen, ob eine Gerinnungsstörung vorliegt.

Anzeichen einer Störung der Blutgerinnung

* ✳ Wenn Verletzungen lange nachbluten
* ✳ Spontane Haut- oder Schleimhautblutungen, z. B. Nasenbluten
* ✳ Häufig blaue Flecken
* ✳ Lange und starke Menstruation
* ✳ Winzige Blutungspünktchen an den Beinen

LABORBASISPROGRAMM BEI VERDACHT AUF STÖRUNG DER BLUTGERINNUNG

* ✳ Bestimmung der Blutplättchen (Thrombozyten)
* ✳ Blutungszeit
* ✳ Quicktest
* ✳ Partielle Thromboplastinzeit (PTT)

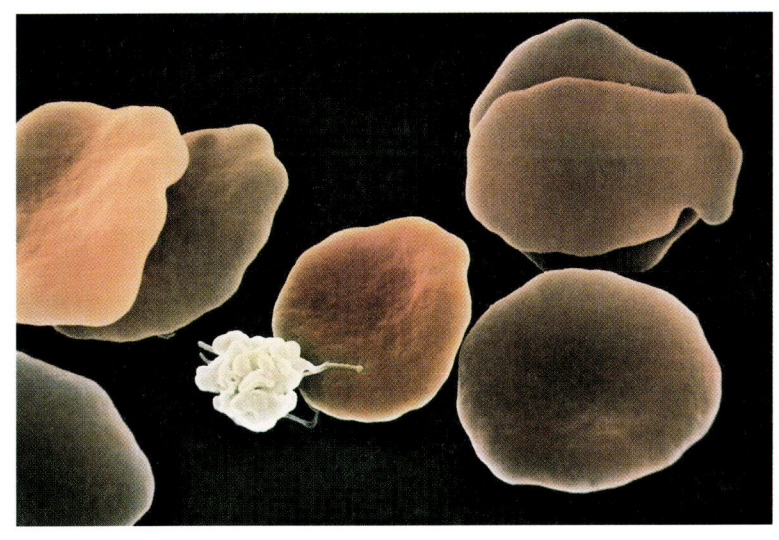

Bei der Blutgerinnung wird möglichst rasch der Blutfaserstoff Fibrin erzeugt. Die Fibrinfäden verbinden sich zu einer Art von Netz, das sich zusammenzieht und dadurch die Wunde verkleinert.

Blutungszeit

Normalwert: 2–5 Min.

Dabei wird der Zeitraum gemessen, der zwischen einer künstlich gesetzten Blutung, z. B. an der Fingerkuppe, und dem Stillstand der Blutung liegt. Dieser Test gilt als erste Untersuchung bei einem Verdacht auf eine Störung der Blutgerinnung.

Der Quickwert

Normalwert: 70–120%

Der Quickwert, auch als Prothrombinzeit oder Thromboplastinzeit bezeichnet, dient der Überwachung von bestimmten Gerinnungsfaktoren. Mit dem Quicktest wird ermittelt, wie lange das Blut für die Gerinnung braucht.

Der Quickwert dient unter anderem dazu, die optimale Dosierung von gerinnungshemmenden Medikamenten (z. B. Marcumar oder Sintron) zu ermitteln, wie sie etwa nach Thrombosen und Herzinfarkt eingesetzt werden. Bei einer Therapie mit diesen Medikamenten liegt der ideale Quickwert im Bereich von etwa 15 bis 25 Prozent.

Wenn die Thrombozytenfunktion gestört ist, dauert es länger als üblich, bis kleine Hautverletzungen zu bluten aufhören.

Auch bei schweren Lebererkrankungen ist der Quickwert erniedrigt, denn die Gerinnungsfaktoren werden in der Leber gebildet.

Die partielle Thromboplastinzeit
Normalwert: unter 40 Sekunden
Der Überprüfung von Gerinnungsfaktoren dient auch die partielle Thromboplastinzeit PTT, die sich mit dem Quicktest ergänzt. Bei der PTT wird nach Zusatz eines bestimmten Stoffes die Zeit bis zum Einsetzen der Gerinnung gemessen.

Die PTT ist wichtig für die Überwachung und Kontrolle einer Therapie mit Heparin (Blut verdünnendes Medikament), wie sie beispielsweise bei einer Thrombose eingeleitet wird. Durch diese Behandlung werden die PTT-Werte vorübergehend bis auf das Doppelte des Normalwertes angehoben.

Bei der Bluterkrankheit (Hämophilie) besteht eine Störung bestimmter Gerinnungsfaktoren und die PTT ist in diesem Fall extrem verlängert.

Blut verdünnende Medikamente
Die beiden wichtigsten Medikamente, die die Gerinnungsfähigkeit des Blutes herabsetzen, sind Heparin und Cumarin (Marcumar), die auch als Antikoagulantien bezeichnet werden.

Heparin wird zur Verhütung und Behandlung von Thrombosen, z. B. nach Operationen oder bei Bettlägerigkeit eingesetzt. Der Nachteil dabei ist, dass dieses Medikament nur als Spritze wirksam ist.

Zur Langzeittherapie nach einem Herzinfarkt oder einer Thrombose eignet sich Marcumar in Tablettenform.
Bei der Einnahme sind folgende Verhaltensregeln wichtig:
* Wegen der Blutungsgefahr darauf achten, sich nicht zu verletzen

✳ Sportarten mit hohem Verletzungsrisiko sind verboten

✳ Injektionen in den Muskeln sind verboten, da die Gefahr von Einblutungen besteht, die äußerlich zunächst nicht sichtbar sind

✳ Einen speziellen Pass für den Notfall immer bei sich tragen

✳ Auf Blutungen achten, z. B. gehäuft blaue Flecken

✳ Gegenspieler des Medikamentes ist Vitamin K, es hebt dessen Wirkung auf. Grünes Gemüse, Salat und Kohl, die einen hohen Vitamin-K-Gehalt haben, meiden

✳ Regelmäßig den Quickwert untersuchen lassen (siehe auch Seite 129)

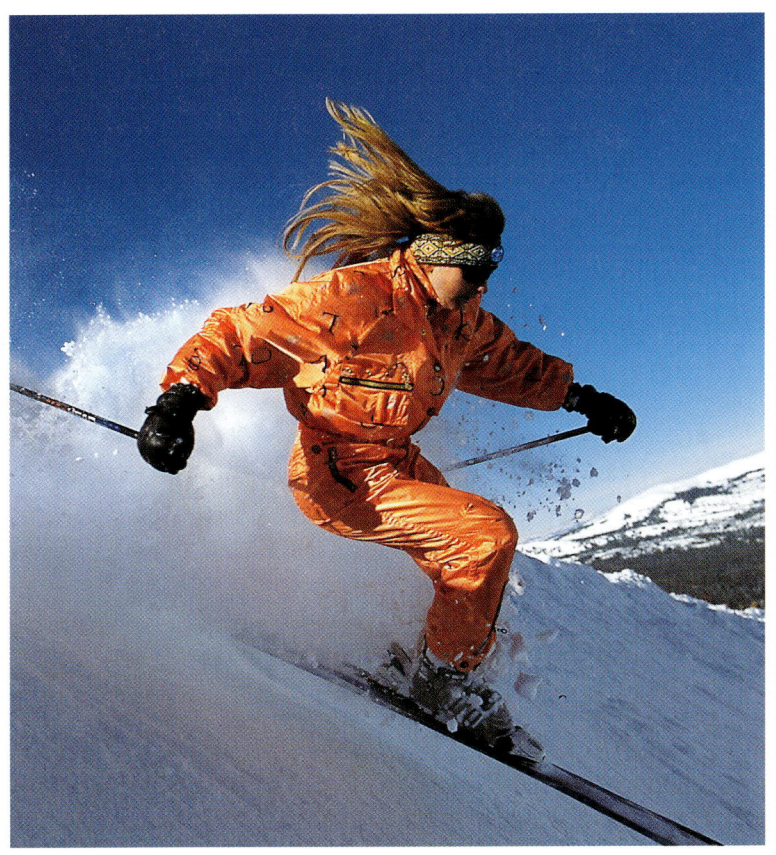

Nach einem Herzinfarkt oder einer Thrombose werden meist Medikamente verabreicht, die das Blut verdünnen. Im Laufe einer derartigen Behandlung sind einige Punkte zu beachten: Risikosportarten sollten beispielsweise vermieden werden, denn die damit verbundene Verletzungs- bzw. Blutungsgefahr ist zu hoch.

Mineralien und Spurenelemente

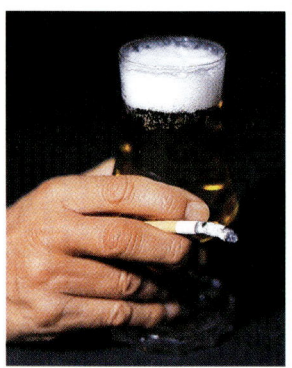

Wer seinen Körper optimal mit Mineralstoffen versorgen möchte, tut gut daran, Nikotin und Alkohol zu meiden oder wenigstens zu reduzieren.

Überall im Organismus werden Mineralien und Spurenelemente gebraucht. Zusammen mit den Vitaminen sind sie für die Körperfunktionen unerlässlich. Im Blut liegen die Mineralien in gelöster Form vor und werden als Elektrolyte bezeichnet.

Die Mineralstoffe

Zu den wichtigsten Mineralstoffen zählen Kalium, Natrium, Chlorid, Kalzium, Phosphor und Magnesium. Eine zusätzliche Einnahme von Mineralstoffen erfolgt am besten in Absprache mit dem Arzt, denn im Übermaß zugeführt, können sie zu Verschiebungen des Mineralienhaushaltes führen.

Kalium
Normalwert: 3,7–5,7 mmol/l

Kalium ist für die Erregbarkeit der Nerven und Muskelzellen sowie für die Reizleitung am Herzen verantwortlich. Außerdem reguliert Kalium – zusammen mit Natrium – den Wasserhaushalt der Körperzellen. Innerhalb der Körperzellen befinden sich 98 Prozent des Kaliums.

MINERALIENMENGEN, DIE DER KÖRPER GESPEICHERT HAT	
Chlorid 75g	Magnesium 30g
Kalium 140g	Natrium 90g
Kalzium 1500g	Phosphor 750g

VORSICHT BEI ABFÜHRMITTELN

Der regelmäßige Gebrauch von Abführmitteln führt zu Kaliummangel. Da Kalium für die Beweglichkeit der Darmmuskeln verantwortlich ist, wird durch die Einnahme von Abführmitteln die Darmträgheit nur verstärkt. Um überhaupt noch eine Wirkung zu erzielen, müssen immer größere Mengen davon eingenommen werden – so entsteht ein auswegloser Kreislauf.

Da eine gesunde Niere zu viel aufgenommenes Kalium wieder ausscheidet, entsteht ein Kaliumüberschuss im Körper eher selten. Sehr viel häufiger kommt es dagegen zu erniedrigten Kaliumwerten. Sie können sich in Form von Abgeschlagenheit, Müdigkeit, Muskelschwäche, Verstopfung oder Herzrhythmusstörungen zeigen. Steigt der Kaliumwert stark an, ist das lebensbedrohlich.

Ursachen für eine Erniedrigung der Kaliumwerte

* Starkes Schwitzen, Erbrechen, Durchfall
* Erhöhte Ausscheidung durch Wassertabletten
* Regelmäßige Einnahme von Abführmitteln
* Wenn zu viel Lakritze gegessen wird
* Medikamente, z. B. Kortison und Digitalis

Ein ernährungsbedingter Kaliummangel ist eher selten, denn das Mineral kommt in vielen Nahrungsmitteln reichlich vor. Besonders reich an Kalium sind Bananen, Trockenobst, frisches Gemüse und Kartoffeln.

Die Ursachen für eine Verstopfung können sehr vielfältig sein: falsche Ernährung, Hektik und Stress, zu wenig Bewegung oder auch Krankheiten.

Ursachen für eine Erhöhung der Kaliumwerte

* Chronische Nierenerkrankungen
* Übermäßige Kaliumeinnahme (Kaliumtabletten)
* Nach Operationen

BESCHWERDEN BEI ERHÖHTEN KALIUMWERTEN

* Kribbelgefühl auf der Haut
* Lähmungserscheinungen
* Muskelschwäche
* Herzrhythmusstörungen und Herzmuskelschäden

* Durch schwere Verletzungen mit Zellzerfall
* Medikamente: Mittel gegen Bluthochdruck, kaliumsparende Entwässerungstabletten
* Fehlerhafte Blutentnahme, z. B. zu langer Venenstau

Natrium
Normalwert: 135–150 mmol/l

Der durchschnittliche Pro-Kopf-Verbrauch von Kochsalz beträgt 10-15 g pro Tag; ausreichend wären aber 5-6 g. Eine übermäßige Kochsalzaufnahme kann Bluthochdruck begünstigen.

Natrium ist für die Regulierung des Flüssigkeitshaushaltes zuständig. Es sorgt für die richtige Verteilung der Flüssigkeiten innerhalb und außerhalb der Körperzellen. Dieses Mineral befindet sich überwiegend außerhalb der Zellen, während Kalium in die Zellen wandert. Der Natriumhaushalt des Körpers wird durch verschiedene Hormonsysteme geregelt. Unseren Bedarf an Natrium decken wir zum größten Teil über Kochsalz (Natriumchlorid NaCl).

Ursachen für eine Erhöhung der Natriumwerte
* Flüssigkeitsmangel, Austrocknung
* Nierenerkrankungen
* Hormonelle Störungen

Ursachen für eine Erniedrigung der Natriumwerte
* Erbrechen, Durchfall
* Entwässerungstabletten
* Nierenschwäche
* Herzschwäche

Chlorid

Normalwert: 98–109 mmol/l

Chlorid wird zusammen mit Natrium über den Darm aufgenommen und über die Nieren ausgeschieden. Deswegen hängen die Chlorid- und Natriumwerte eng zusammen und werden
immer gemeinsam bestimmt.

*Chlorid ist in Natri-
umchlorid (Koch-
salz) enthalten
und regelt zusam-
men mit Natrium
unseren Wasser-
haushalt.*

Ursachen für eine Erhöhung der Chloridwerte

* Erhöhte Kochsalzzufuhr
* Austrocknung
* Durchfall
* Hormonelle Störungen
* Schwere Nierenschäden

Ursachen für eine Erniedrigung der Chloridwerte

* Salzarme Kost
* Starkes Erbrechen
* Medikamente: Entwässerungstabletten

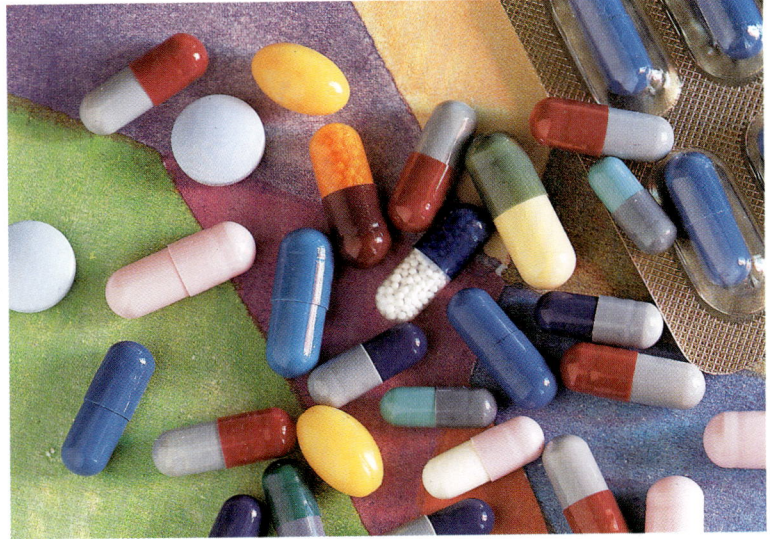

**Die meisten Medi-
kamente haben
irgendwelche
Nebenwirkungen,
die vom erhöhten
Kalium- bis zum
verminderten
Chloridwert rei-
chen können – um
nur einige uner-
wünschte Begleit-
erscheinungen
zu nennen.**

Wer auf eine ausreichende Kalziumzufuhr achtet, tut seinem Körper und seinem Äußeren Gutes: Kalzium ist ein wichtiger Biostoff für schöne Haut und Haare.

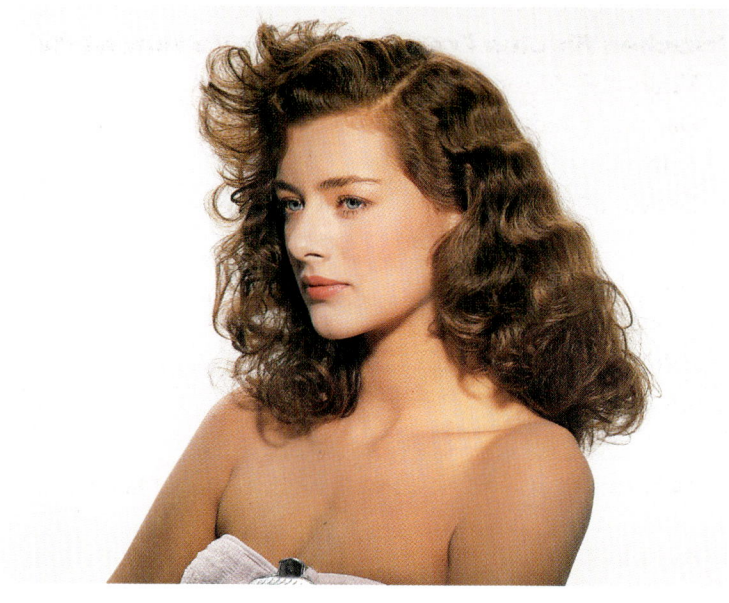

Kalzium

Normalwert: 2,2–2,65 mmol/l

Kalziummangel über längere Zeit kann das Knochengerüst schädigen, Osteoporose (Knochenbrüchigkeit) droht.

Kalzium ist am Aufbau von Knochen und Zähnen beteiligt und gibt ihnen die nötige Festigkeit. Von den ca. 1,5 Kilogramm Kalzium im Körper sind 98 Prozent in den Knochen gespeichert, der Rest zirkuliert im Blut.

Kalzium spielt auch eine wichtige Rolle bei der Reizübertragung von den Nerven auf die Muskeln sowie bei der Blutgerinnung. Außerdem reguliert Kalzium die Durchlässigkeit der Zellwände.

Zeichen von Kalziummangel

Ein chronischer Mangel an Kalzium zeigt sich in trockener, rissiger Haut, Haarausfall, Querrillen an den Nägeln, denn dieses Mineral ist einer der wichtigsten Biostoffe für die Schönheit. Schwerer Kalziummangel äußert sich in Knochenveränderungen und Krampfanfällen.

Ursachen für eine Erniedrigung der Kalziumwerte

* Vitamin-D-Mangel
* Darmentzündungen
* Schwerer Durchfall
* Dauerhafte Einnahme von Abführmitteln
* Entwässerungsmedikamente
* Unterfunktion der Nebenschilddrüse, etwa nach Schilddrüsenoperationen
* Erhöhter Bedarf während des Wachstums, der Schwangerschaft und Stillzeit

Ursachen für eine Erhöhung der Kalziumwerte

* Überfunktion der Schilddrüse und der Nebenschilddrüse
* Überdosierung von Vitamin D
* Tumoren mit Knochenmetastasen

Zeichen von zu viel Kalzium

Eine Erhöhung der Kalziumwerte kann sich in Form von Schwäche, Appetitlosigkeit, Übelkeit, Erbrechen, Verstopfung oder Herzrhythmusstörungen äußern.

Phosphor

Normalwert: 2,5–5 mg/dl

Phosphor oder Phosphat (Salz der Phosphorsäure) ist an allen wichtigen Stoffwechselprozessen beteiligt und ein wichtiger Bestandteil für Knochen und Zähne. In den Knochen ist Phosphor an Kalzium gebunden und entzieht es damit der Verwertung des Körpers. Wenn wir zuviel Phosphor mit der Nahrung aufnehmen, verschiebt sich das Verhältnis der beiden Minerale zu Gunsten des Phosphors und die Folge ist eine zu geringe Kalziumaufnahme aus dem Darm.

Phosphat wird auch als Konservierungsmittel für Lebensmittel verwendet. Einige Experten vermuten einen Zusam-

Die Phosphorwerte werden vom Arzt immer zusammen mit den Kalziumwerten beurteilt. Wichtig: Vor der Blutentnahme zwölf Stunden nichts essen.

Bis zu 700 Gramm Phospor sind im Körper eines Erwachsenen gespeichert; der Großteil davon befindet sich im Skelett.

menhang zwischen Verhaltensstörungen von Kindern (Hyperaktivität) und einer übermäßigen Phosphatzufuhr.

Erniedrigte Phosphorwerte sind eher selten. Sie treten bei Nierenerkrankungen und chronischem Alkoholkonsum auf.

Ursachen für eine Erhöhung der Phosphorwerte

✳ Unterfunktion der Nebenschilddrüse
✳ Nierenerkrankungen
✳ Knochentumoren

Magnesium
Normalwert: 0,65–1,03 mmol/l

Magnesium ist neben Kalium der wichtigste Mineralstoff, den die Körperzellen für ihre Funktionen benötigen. Magnesium ist an mehr als 300 Stoffwechselvorgängen im Körper beteiligt; es steuert die Reizübertragung zwischen Nerven und Muskeln und wirkt muskelentspannend.

Getreide und Getreideprodukte sind wichtige Bausteine einer gesunden Ernährung. Sie versorgen den Körper mit wichtigen Mineralstoffen und wasserlöslichen Vitaminen, außerdem sind sie unsere besten Stärkelieferanten.

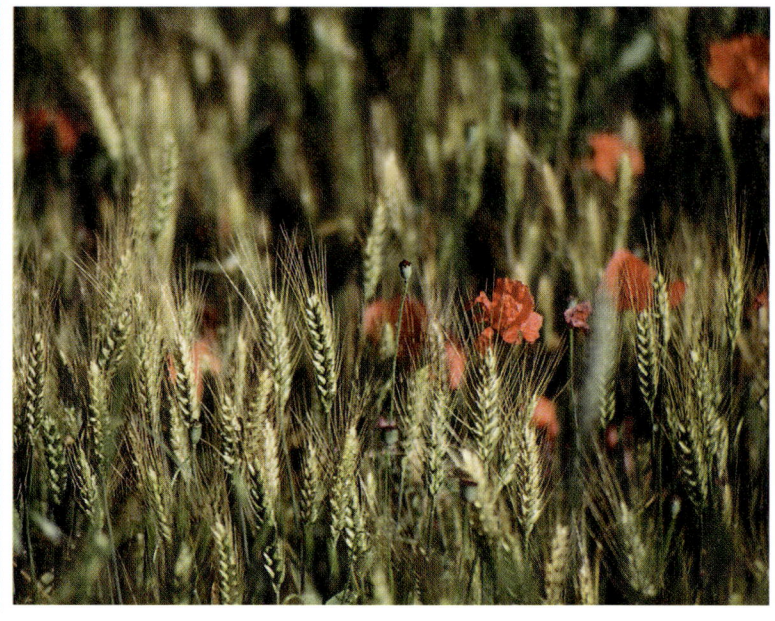

Nur ein geringer Prozentsatz des Magnesiums liegt im Blutserum vor, es wird überwiegend in den Zellen gespeichert, sodass eine Bestimmung der Magnesiumwerte im Serum kein sicheres Ergebnis bietet.

Ein erhöhter Magnesiumspiegel ist selten. Er wird unter anderem bei schweren Nierenerkrankungen, aber auch bei Einnahme von magnesiumhaltigen Medikamenten zur Bindung der Magensäure (Antazida) beobachtet.

Magnesiummangel

Ein leichter Magnesiummangel ist mittlerweile bei vielen Menschen anzutreffen. Verursacht wird er durch den niedrigen Magnesiumgehalt in der Nahrung. Ursache ist in vielen Fällen die Erhöhung mit Getreide, das auf ausgelaugten Ackerböden gereift ist.

Beschwerden bei Magnesiummangel

Ein erniedrigter Magnesiumspiegel führt zu einer Übererregbarkeit der Muskulatur. Weitere Hinweise auf einen Magnesiummangel sind:

* Beinschmerzen und Wadenkrämpfe
* Müdigkeit
* Nervosität
* Stressempfindichkeit
* Appetitlosigkeit
* Herzklopfen, Herzrhythmusstörungen

Ursachen für einen Magnesiummangel

* Gestörte Aufnahme durch den Darm
* Mineralverluste bei Durchfall und Erbrechen
* Entzündung der Bauchspeicheldrüse
* Medikamente: Entwässerungstabletten
* Zu geringe Aufnahme durch die Nahrung

Der Tagesbedarf eines Erwachsenen an Magnesium liegt bei etwa 300 mg. Detaillierte Informationen, wie Sie Magnesiummangel vorbeugen können, entnehmen Sie bitte dem Kasten auf S. 38.

Magnesium ist ein wichtiges Mineral für Nerven und Muskeln. Mit einer magnesiumreichen Ernährung können Sie Ihre stressbedingte Erregbarkeit abbauen.

ZUR VERMEIDUNG EINER UNTERVERSORGUNG MIT MAGNESIUM FOLGENDES BEACHTEN

✳ Getreide, grünes Blattgemüse, Salat, Weizenkeime und Nüsse essen
✳ Vollwertkost
✳ Kein Weißmehl verwenden
✳ Nahrung schonend zubereiten: dünsten, garen

✳ Rohkost essen
✳ Kein Dosengemüse
✳ Wenig Alkohol
✳ In Absprache mit dem Arzt magnesiumreiches Mineralwasser trinken oder ein Magnesiumpräparat einnehmen

✳ Unterernährung
✳ Chronischer Alkoholkonsum
✳ Erhöhter Bedarf während der Schwangerschaft
✳ Stress

Die Spurenelemente

Spurenelemente sind Substanzen, die der Körper nur in winzigen Mengen, eben in Spuren, benötigt. Im Organismus spielen sie dennoch eine Schlüsselrolle, denn sie sind bei vielen Stoffwechselprozessen und Enzymaktivitäten unerlässlich. Wahrscheinlich sind nicht alle Spurenelementen unbedingt lebensnotwendig, einige sind sogar giftig (Arsen, Blei, Kadmium und Quecksilber).

Mangel an Spurenelementen

Wegen des geringen Bedarfs macht sich ein Fehlen von Spurenelementen im Organismus nur langsam bemerkbar. Die meisten Mängel werden vom Körper jahrelang verborgen und erst dann spürbar, wenn die Speicher erschöpft sind und keine Reserven mehr zur Verfügung stehen.

Bei Erwachsenen ist der Mangel von Eisen und Jod am weitesten verbreitet, bei Kindern spielt zusätzlich Fluormangel, der für die Entstehung von Karies verantwortlich ist, eine Rolle. Im Bedarfsfall sollte eine Einnahme entsprechender Präparate am besten in Absprache mit dem Arzt erfolgen.

Beim Sport, während der Schwangerschaft und bei bestimmten Krankheiten besteht ein erhöhter Bedarf an Eisen. In diesen Fällen steigt dann auch entsprechend das Risiko einer Unterversorgung.

DIE WICHTIGSTEN SPURENELEMENTE

Element	Menge im Körper	Mangel	Tagesbedarf
Chrom	<0,006 g	nicht bekannt	<0,005 mg
Eisen	4–5 g	Blutarmut	0,5–5 mg
Fluor	nicht genau bekannt	Karies	ca. 1 mg
Jod	0,01–0,02 g	Kropfbildung, Schilddrüsenfunktionsstörung	0,1–0,2 mg
Kobalt	ca. 0,01 g	Blutarmut	<1 mg
Kupfer	0,08–0,12 g	Blutarmut	1,0–2,5 mg
Mangan	0,01–0,03 g	Unfruchtbarkeit, gesteigerter Knochenabbau	2–5 mg
Molybdän	0,02 g	nicht bekannt	0,4 mg
Selen	0,02–0,1 g	Störung des Immunsystems	ca. 0,05 mg
Zink	1,4–2,3 g	Wachstumsstörungen, Haarausfall, Hautstörungen	0,4–6 mg

Bei Kindern ist es besonders wichtig, dass sie mit der Nahrung – oder notfalls durch entsprechende Präparate – genügend Fluor aufnehmen. Fluormangel begünstigt ansonsten die Entstehung von Karies.

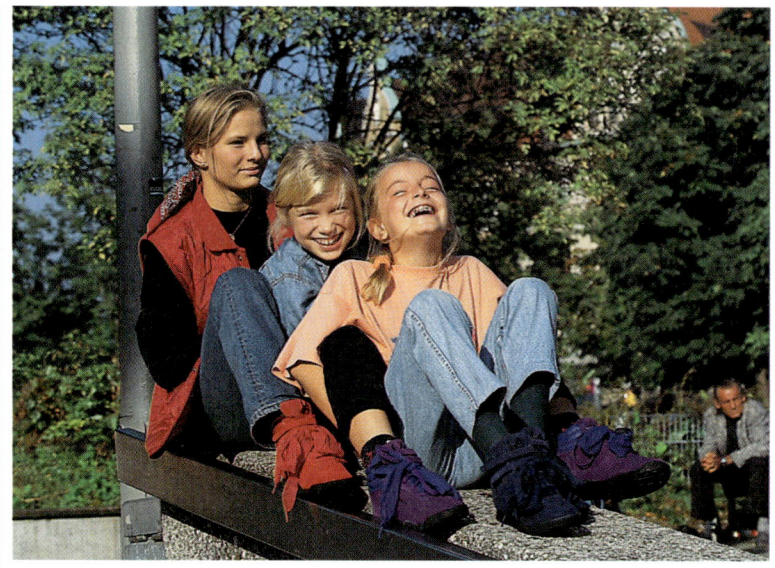

Die Spurenelemente im Labor

Bei Blutuntersuchungen bestimmter Spurenelemente (etwa Zink, das zu 90 Prozent in den Zellen gespeichert ist) muss zwischen ihrem Vorkommen im Serum und im Vollblut unterschieden werden. Denn die Serumbestimmung, bei der der Gehalt in der Blutzelle nicht mit erfasst wird, bietet kein absolut sicheres Ergebnis.

Da die Eisenbestimmung starken Schwankungen unterliegt, werden bei Verdacht auf Eisenmangel bzw. Blutarmut auch andere Laborwerte einbezogen, z. B. Hämoglobin und Transferrin (siehe Seite 84ff.).

Eisen

Normalwert im Serum: 22–158 µg/dl

Eisen spielt eine wichtige Rolle bei der Blutbildung und dient als Baustein für den Blutfarbstoff Hämoglobin. Täglich werden ca. 200 Milliarden rote Blutkörperchen gebildet und diese Leistung kann der Organismus nur vollbringen, wenn genügend Eisen vorhanden ist.

Mit unserer Nahrung nehmen wir pro Tag etwa 10 bis 15 mg Eisen auf, aber nur fünf bis zehn Prozent davon werden vom Körper verwertet. Ein Eisenmangel tritt nicht plötzlich auf, sondern macht sich erst bemerkbar, wenn die Eisenvorräte bereits aufgebraucht sind.

Zu hohe Eisenkonzentrationen im Körper sind selten. Sie können bei bestimmten Blut- und Lebererkrankungen sowie bei Bleivergiftungen auftreten; erhöhte Werte werden oft auch bei der Einnahme von Östrogenen oder der Antibabypille beobachtet.

Ursachen für Eisenmangel

✳ Zu niedriger Eisengehalt in der Nahrung (bei vegetarischer Kost oder Diät)

✳ Blutverluste: z. B. nach Operationen oder bei starker Menstruation

✳ Chronische Blutungen – häufig im Magen-Darm-Bereich auftretend

✳ Erhöhter Bedarf während des Wachstums und der Schwangerschaft

✳ Alkoholmissbrauch

✳ Chronische Entzündungen

✳ Tumoren

Eisenpräparate sollten nur in Absprache mit dem Arzt eingenommen werden. Dabei ist die Dauer der Einnahme wichtig. Auch wenn die Laborwerte wieder normal sind, benötigt der Körper noch mehrere Wochen, bis er seine Eisenspeicher – Leber und Milz – wieder ausreichend aufgefüllt hat.

ACHTUNG

Halten Sie Eisenpräparate unbedingt von Kindern fern. Es besteht schwerste Vergiftungsgefahr, wenn die Kinder diese verschlucken!

TIPPS ZUR VORBEUGUNG VON EISENMANGEL

✳ Fisch, Fleisch und Leber essen

✳ Grüne Gemüse, Nüsse und Kräuter essen

✳ Einnahme von Vitamin C

✳ Hülsenfrüchte, Kartoffeln und Karotten essen

✳ Achtung: Milch, Kaffee und Tee hemmen die Aufnahme von Eisen.

Zink

Normalwert im Serum: 70–127 µg/dl

Zink ist Bestandteil vieler lebenswichtiger Enzyme. Dieses Spurenelement unterstützt die Wundheilung und stärkt das Abwehrsystem.

Zink ist gut für Haut und Haare. Es unterstützt die Heilungsprozesse der verschiedensten Hauterkrankungen, wie zum Beispiel Akne und Herpes.

Nach Eisen ist Zink das im Körper am häufigsten vorkommende Spurenelement. Besonders hoch konzentriert ist es in Haut und Haaren, der Bauchspeicheldrüse, den Geschlechtsorganen und in den Knochen. Ohne Zink wäre unser Körper nicht in der Lage seine Knochenbautätigkeit zu entfalten. Eine Belastung des Körpers mit Schwermetallen kann die Zinkaufnahme verschlechtern.

Spurenelemente, wie beispielsweise Zink, sind an der Bildung lebenswichtiger Enzyme beteiligt; damit nehmen sie Einfluss auf Körperwachstum, -reifung und Fortpflanzung.

Folgen von Zinkmangel

* Verzögerte Wundheilung
* Haut- und Schleimhautentzündungen
* Unreine Haut, Akne
* Infektanfälligkeit
* Haarausfall
* Wachstumsstörungen
* Reduziertes Geschmacksempfinden
* Gestörte Fortpflanzungsfähigkeit

DER TAGESBEDARF VON ZINK

Er liegt bei 12 bis 15 mg; Schwangere sollten bis zu 25 mg zuführen. In einer vollwertigen Nahrung ist normalerweise ausreichend Zink enthalten. Besonders zinkreich sind Hefe, Weizenkeime, Dinkel, Haferflocken, Gemüse, Nüsse und Käse.

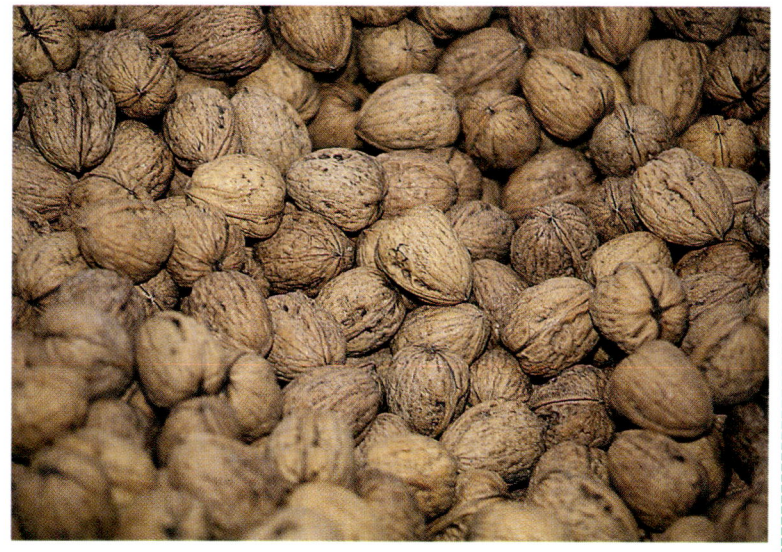

Gesunde Knabberei: Nüsse stellen eine wertvolle Bereicherung unseres Speisezettels dar, sie enthalten unter anderem besonders viel Kupfer. Allerdings sollte man das Knabbern nicht übertreiben – eine Überversorgung mit Zink ist auch nicht gesund.

Ursachen für niedrige Zinkwerte

* Mangelnde Aufnahme mit der Nahrung
* Chronische Darmentzündungen (Morbus Crohn, Colitis ulcerosa)
* Chronische Infektionen
* Alkoholmissbrauch
* Hormonelle Störungen
* Vitamin-B6-Mangel
* Zuckerkrankheit (Diabetes mellitus)
* Schuppenflechte (Psoriasis)
* Schwermetallbelastung, beispielsweise mit Amalgam oder Kadmium

Der Organismus des erwachsenen Menschen enthält zwei bis drei Gramm Zink. Das metallische Element findet sich – in unterschiedlicher Konzentration – in allen Organen.

Ursachen für erhöhte Zinkwerte

* Einatmen von Zinkdampf
* Übermäßige Zinkaufnahme
* Aufnahme von Zinksalzen mit sauren Speisen, die in Zinkgefäßen aufbewahrt werden

43

Kupfer

Normalwert im Serum: Männer 11–23 μmol/l

Frauen   13–25 μmol/l

Achten Sie vor allem bei Infektionskrankheiten auf eine kupferreiche Ernährung. Vollwertige Kost enthält in der Regel ausreichende Mengen dieses Spurenelements.

Kupfer ist Bestandteil vieler Enzyme und wird vorwiegend in Leber, Muskeln und Knochen gespeichert; im Blut ist der größte Teil des Kupfers an Eiweiß gebunden.

Eine bedeutende Rolle spielt Kupfer beim Einbau des Eisens in den roten Blutfarbstoff Hämoglobin. Daher kann ein Kupfermangel indirekt zu Blutarmut führen. Allerdings ist ein Kupfermangel relativ selten. Besonders kupferreich sind Vollwertkost, Getreide, Fisch, Gemüse, Kakao und Nüsse. Kuhmilch dagegen ist extrem kupferarm.

Ursachen für Kupfermangel

✳ Zu wenig in der Nahrung, z. B. bei Säuglingen, die nur mit Kuhmilch ernährt werden

✳ Gestörte Aufnahme aus dem Darm

✳ Eiweißmangel

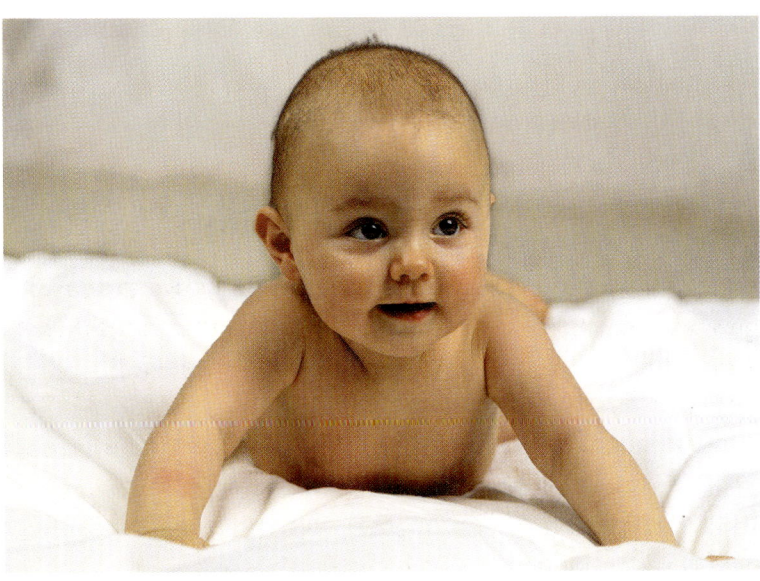

Werden Babys nur mit Kuhmilch gefüttert, kann es bereits in diesem frühen Alter zu einer Unterversorgung mit Kupfer kommen.

Ursachen für eine Erhöhung der Kupferwerte

* Kommt im letzten Drittel der Schwangerschaft vor
* Östrogenhaltige Antibabypille
* Akute und chronische Infektionen
* Tumoren
* Kupferspeicherkrankheit (Morbus Wilson)

Selen

Normalwert im Serum: 74–139 µg/l

Neueren Untersuchungen zufolge stärkt Selen das Immunsystem und schützt den Organismus vor der schädlichen Wirkung von Schwermetallen.

Selen ist vorwiegend in Sonnenblumenkernen, Hülsenfrüchten, Kartoffeln, frischem Gemüse, Fisch und Eiern enthalten.

Eine Selenvergiftung ist selten, sie kann bei Beschäftigten in der Glas- und Porzellanindustrie vorkommen. Ein Mangel an Selen kann durch selenarme Kost, spezielle Diäten und bei Leberzirrhose auftreten.

Der tägliche Selenbedarf von 0,1 bis 0,2 mg wird kaum erreicht. Grund dafür ist meist, dass zu viel Fleisch gegessen wird, das der Körper nur mit Einschränkungen verwerten kann.

Überdosierungen von Spurenelementen

»Alles ist Gift, allein die Dosis macht es, dass etwas kein Gift ist«, wusste schon der berühmte Arzt Paracelsus. Auch die essenziellen Spurenelemente, dies sind die lebensnotwendigen wie Eisen oder Fluor, können Vergiftungserscheinungen hervorrufen, wenn überschüssige Substanzen im Körper abgelagert werden. So führt z. B. eine Überdosierung an Fluor zu Zahnschmelzveränderungen und Knochenschäden.

Eindeutig giftige Wirkungen sind bei den Schwermetallen Blei, Cadmium und Quecksilber nachgewiesen, die mittlerweile als Umweltschadstoffe bekannt sind. Mögliche gesundheitliche Schäden durch eine langfristige Wirkung dieser Gifte auf den Körper sind heute noch nicht absehbar.

Den durchschnittlichen Tagesbedarf der wichtigsten Spurenelemente finden Sie in der Tabelle auf S. 39.

45

Die Vitamine

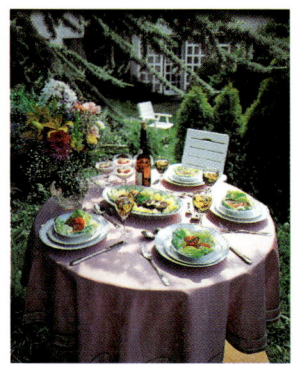

Vitamine sind lebensnotwendige Stoffe, die der Körper nicht selbst herstellen kann. Ausnahmen sind das Vitamin K und die Folsäure. Diese Stoffe werden im Darm mithilfe von Bakterien gebildet. Bekannt sind heute 13 Vitamine, die in zwei Gruppen eingeteilt werden: Man unterscheidet zwischen fettlöslichen und wasserlöslichen Vitaminen.

Vitamine im Überblick

Welche Vitaminmengen braucht der Körper?

Die Mengen an Vitaminen, die wir täglich brauchen, sind sehr gering (tausendstel oder millionstel Gramm). Im Gegensatz zu den fettlöslichen Vitaminen und Vitamin B12 können die anderen Vitamine im Organismus kaum oder nur sehr kurze Zeit gespeichert werden – unser Körper ist demnach auf eine regelmäßige Vitaminzufuhr angewiesen. Überdosierungen, sie sind bei den Vitaminen A und D bekannt, kommen also nur bei

FETTLÖSLICHE VITAMINE	WASSERLÖSLICHE VITAMINE
✻ Vitamin A	✻ Vitamin C
✻ Vitamin D	✻ Vitamine B1, B2, B6, B12
✻ Vitamin E	✻ Vitamin H (Biotin)
✻ Vitamin K	✻ Folsäure
	✻ Niacin
	✻ Pantothensäure

fettlöslichen Vitaminen vor, weil sie gespeichert werden können. Wasserlösliche Vitamine scheidet der Körper, wenn ein Überschuss besteht, ungenutzt mit dem Urin wieder aus.

Soll man Vitaminpräparate einnehmen?

Bei übermäßig hoher Zufuhr von (künstlichen) Vitaminen kann der Körper allmählich die Fähigkeit verlieren, die Vitamine aus der Nahrung zu verwerten. Das gilt beispielsweise für Vitamin C. Deshalb sollte die Einnahme künstlicher Vitaminpräparate nicht abrupt abgesetzt werden, sondern man sollte den Körper langsam entwöhnen.

Wenn Sie Vitaminpräparate zu sich nehmen wollen, sollten Sie vorher mit einem Arzt darüber sprechen.

PERSÖNLICHE VITAMINCHECKLISTE

	Ja	Nein
Essen Sie häufig Hamburger und Fastfood?	☐	☐
Essen Sie viele Süßigkeiten?	☐	☐
Essen Sie kaum Obst und Gemüse?	☐	☐
Trinken Sie täglich Alkohol?	☐	☐
Rauchen Sie täglich mehr als zehn Zigaretten?	☐	☐
Leiden Sie unter Stress?	☐	☐
Kochen Sie oft in der Mikrowelle oder wärmen Sie Gerichte auf?	☐	☐
Leiden Sie häufig unter Infekten?	☐	☐
Treiben Sie selten Sport?	☐	☐
Sind Sie häufig müde und unkonzentriert?	☐	☐
Schlafen Sie durchschnittlich weniger als sechs Stunden?	☐	☐
Sind Sie schwanger?	☐	☐

Wenn Sie vier oder mehr Fragen mit Ja beantwortet haben, könnte ein latenter Vitaminmangel vorliegen. Bauen Sie einige Risikofaktoren ab und stellen Sie Ihre Ernährung um.

Ursachen für Vitaminmangel:
* Einseitige Ernährung, Diät, Fastfood
* Gestörte Aufnahme über den Darm (Darmentzündungen)
* Gestörte Darmflora durch Antibiotika
* Chronische Lebererkrankungen, Alkoholmissbrauch
* Erhöhter Bedarf, z. B. Schwangerschaft und Stillzeit
* Enzymschwäche

Eine ausreichende Vitaminzufuhr wird am besten durch eine ausgewogene und abwechslungsreiche Vollwertkost erreicht.

Vitamine im Labor

Einzelne Vitamine können direkt im Blut nachgewiesen werden, z. B. Vitamin B12 und Folsäure. Der Therapeut weiß am besten, wann eine solche Untersuchung erforderlich ist. Die Bestimmung aller Vitamine, der so genannte Vitaminstatus, ist allerdings aufwendig und kostenintensiv und wird nur in Ausnahmefällen durchgeführt. Außerdem bieten die Untersuchungen nicht immer ein absolut sicheres Ergebnis.

Es empfiehlt sich daher, einem Mangel durch eine vollwertige und ausgewogene Ernährung vorzubeugen.

Tipps für eine optimale Vitaminversorgung
* Lebensmittel schonend zubereiten, langes Kochen zerstört ihren Vitamingehalt
* Betakarotin, eine Vorstufe von Vitamin A, das z. B. in Karotten enthalten ist, kann ohne Fett vom Körper nicht aufgenommen werden; hier helfen einige Tropfen Öl
* Wichtig für Vegetarier: Milchsauer vergorene Lebensmittel, wie etwa Sauerkraut, sind reich an Vitamin B12
* Die Einnahme der Antibabypille führt häufig zu einem Mangel an Vitamin B6
* Zucker, Alkohol und Rauchen sind wahre »Vitaminräuber«
* Raucher haben einen 40 Prozent höheren Vitamin-C-Bedarf
* Belastungen durch Schwermetalle führen zu einem erhöhten Vitaminverbrauch

KLEINES VITAMINLEXIKON (die Mengen sind für Erwachsene berechnet)

Vitamine	Quellen	Tagesbedarf	Mangelsignale
Vitamin A (Retinol)	Gemüse, Milch, Käse	1 mg	Wachstumsstörungen, Nachtblindheit, schuppige, trockene Haut
Vitamin D	Fisch, Fleisch, Pilze	0,05 mg	Rachitis, Entkalkung der Knochen
Vitamin E (Tocopherol)	Pflanzenöle, Gemüse, Leinsamen	15 mg	neurologische Störungen, Muskelschwäche
Vitamin K	grünes Gemüse, Kartoffeln, Hülsenfrüchte	1 mg	verstärkte Blutungsneigung
Vitamin C (Ascorbinsäure)	Zitrusfrüchte, Paprika, Brokkoli	75 mg	Infektanfälligkeit
Vitamin B 1 (Thiamin)	Getreide, Hülsenfrüchte, Kartoffeln, Hefe	1–2 mg	verminderte Leistungsfähigkeit, Muskelschwund
Vitamin B2 (Riboflavin)	Milch, Käse, Hefe, Getreidekeime	1,7 mg	rissige Lippen und Mundwinkel, Sehstörungen, Blutarmut
Vitamin B6 (Pyridoxin)	Getreide, Fisch, Kartoffeln, Paprika, Hefe	2 mg	Hautprobleme, nervöse Störungen, Nervenentzündungen
Vitamin B 12 (Cobalamin)	Milch, Milchprodukte, Käse, Fisch	5 µg	Müdigkeit, brennende Zunge, Blutarmut
Niacin (Vitamin B3)	Hefe, Fisch, Huhn, Vollkornbrot, Milchprodukte	15–20 mg	Müdigkeit, Kopfschmerzen, Depressionen
Pantothensäure	Hülsenfrüchte, Brokkoli, Hefe, Getreide	10 mg	nicht bekannt
Folsäure	Gerste, Weizenkeime, Weizen, Hülsenfrüchte	0,1 mg	Blutarmut, Schleimhautveränderungen, Missbildungen
Biotin (Vitamin H)	Hefe, Sojabohnen, Spinat, Eigelb	2 mg	schuppige Haut, Hautentzündungen

Das Hormonsystem

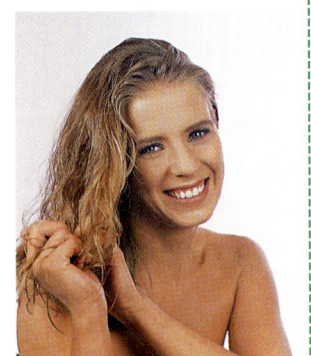

Der Körper verfügt über zwei Systeme, die Informationen und Signale an Organe und Zellen weiterleiten: das Nervensystem und das Hormonsystem. Die Hormonproduktion wird vom Gehirn (ZNS) aus gesteuert. Die Hormone selbst sind für die Steuerung der Körperfunktionen zuständig.

Ein intakter Hormonhaushalt wirkt sich auch positiv auf die Psyche aus – umso wichtiger ist es, eventuelle Störungen rechtzeitig zu erkennen.

Organe, die Hormone produzieren

Organe, die Hormone produzieren, werden als endokrine Organe bezeichnet, da sie Stoffe in den Blutkreislauf absondern. Diese Botenstoffe haben einen entscheidenden Einfluss auf die Körperfunktionen.

Die endokrinen Organe haben folgende Aufgaben:

Hypothalamus und Hypophyse (Hirnanhangsdrüse)

Diese beiden Hormonschaltzentralen im Gehirn regeln hauptsächlich das Hormonsystem des Körpers.

Schilddrüse

Sie beeinflusst das Wachstum und die Entwicklung. Ihre Hormone haben Einfluss darauf, wie schnell oder wie langsam unser Körper die Nährstoffe in Energie umwandelt.

Thymusdrüse

Hypothalamus und Hypophyse sind zwei Drüsen im Gehirn, die unser Hormonsystem regulieren.

Sie beeinflusst das Immunsystem und produziert ein Hormon, das die Körperabwehr unterstützt.

Bauchspeicheldrüse

Reguliert den Zuckerhaushalt.

Nebennieren

Sie schütten die Stresshormone Adrenalin und Noradrenalin aus.

Keimdrüsen

Sie befinden sich in den weiblichen Eierstöcken und in den männlichen Hoden und bestimmen die Fruchtbarkeit.

Die Funktion der Hormone

Hormone sind körpereigene Botenstoffe, die ständig im Blut zirkulieren und über die Blutbahn zu allen Zellen transportiert werden. Sie beeinflussen die biologischen und lebensnotwendigen Abläufe im Organismus wie Stoffwechsel, Wachstum und Fortpflanzung. Selbst für den Wasserhaushalt und das seelische Befinden sind sie verantwortlich. Das Hormonsystem verfügt über ein Rückkopplungssystem, das Hormonausschüttung und -hemmung steuert. Wird dieses System gestört, kann das schwere Erkrankungen zur Folge haben.

Die Stresshormone beschleunigen den Blutdruck, den Herzschlag und die Lungentätigkeit.

Die Grenzen zwischen positivem und krank machendem Stress sind oft fließend – je nach Tagesform und Laune reagiert man unterschiedlich auf ein und dieselbe Situation.

Die Laboruntersuchung von Hormonen

Schon in kleinsten Mengen entfalten die Hormone ihre Wirkung.

Das Hormonsystem entspricht einem feinen Gefüge und der Nachweis von hormonellen Störungen ist nicht immer einfach. Häufig sind die Störungen so diskret, dass sie mit herkömmlichen Laboruntersuchungen nur schwer oder gar nicht nachweisbar sind bzw. die Interpretation der Werte selbst für erfahrene Ärzte schwierig sein kann. Hormontests werden daher – abgesehen von der Untersuchung der Schilddrüse – von Fachärzten, so genannten Endokrinologen, durchgeführt.

Die Schilddrüsenhormone

Ob die Schilddrüse gut funktioniert, kann mit verschiedenen Untersuchungen geklärt werden.

Die Schilddrüsenhormone spielen bei allen Stoffwechselvorgängen im Körper eine zentrale Rolle. Die Schilddrüse produziert zwei Hormone: Thyroxin und Trijodthyronin (T4 und T3). Hauptbestandteil dieser Hormone ist Jod, ein Spurenelement, das wir mit der Nahrung aufnehmen. Die Freisetzung von T3 und T4 aus der Schilddrüse wird durch ein Hormon der übergeordneten Hypophyse, TSH, gesteuert.

Eine Überfunktion der Schilddrüse nennt man Hyperthyreose, eine Unterfunktion Hypothyreose.

Basisuntersuchungsprogramm bei Verdacht auf eine Schilddrüsenerkrankung:

* Thyroxin (T4)
* Trijodthyronin (T3)
* TSH

SCHILDDRÜSENHORMONE	
Normalwerte:	T4: 5,1–12,4 µg/dl
T3: 0,9–1,8 ng/ml	TSH: 0,3–3,5 mIE/l

LABORWERTE BEI SCHILDDRÜSEN-ERKRANKUNGEN	
Überfunktion	**Unterfunktion**
T3 steigt	T3 sinkt
T4 steigt	T4 sinkt
TSH sinkt	TSH steigt

Die Überfunktion der Schilddrüse

Bei einer Überfunktion, Hyperthyreose, sind zu viele Schilddrüsenhormone im Blut. Der Stoffwechsel läuft auf Hochtouren und alle Vorgänge im Körper laufen beschleunigt ab. Bei den Laborwerten sind T3 und T4 erhöht. Als Reaktion darauf wird von der Hirnanhangsdrüse die Freisetzung von TSH gedrosselt, daraufhin sinkt der TSH-Spiegel im Blut.

Bei Schilddrüsenüberfunktion verabreicht der Arzt so genannte Thyreostatika, Medikamente, die die Produktion der Schilddrüsenhormone hemmen.

Bei Schilddrüsenüberfunktion können folgende Symptome auftreten:

* Nervosität, Erregbarkeit, Rastlosigkeit
* Gewichtsverlust trotz normalen Essens
* Hitzewallungen, erhöhte Körpertemperatur
* Haarausfall
* Herzklopfen
* Herzrhythmusstörungen
* Erhöhte Stuhlfrequenz
* Zittern der Hände

Die Unterfunktion der Schilddrüse

Bei einer Unterfunktion, Hypothyreose, werden zu wenig Schilddrüsenhormone produziert und der Stoffwechsel läuft nur mit halber Kraft. Sämtliche Vorgänge im Körper sind verlangsamt. Eine Laboruntersuchung ergibt erniedrigte T3- und T4-Werte. Als Reaktion darauf erhöht die Hirnanhangsdrüse die Freisetzung von TSH; der TSH-Spiegel im Blut steigt.

TIPP

*Die Schilddrüsen-
hormone am besten
morgens 30 Minu-
ten vor dem Früh-
stück einnehmen.*

DIAGNOSE EINER SCHILDDRÜSENERKRANKUNG

Der Arzt kann sich nicht allein auf die Blutwerte verlassen. Zur Diagnose gehören die Tastuntersuchung der Schilddrüse und eine Ultraschalluntersuchung (Sonographie). In manchen Fällen kann ein Szintigramm erforderlich sein.

Beide Untersuchungen sind schmerzlos. Bei Verdacht auf eine Entzündung der Schilddrüse oder eine Autoimmunerkrankung (Basedowsche Krankheit) wird außerdem ein Blutsuchtest nach Antikörpern durchgeführt.

Bei einer Schilddrüsenunterfunktion können folgende Symptome auftreten:

* Antriebsschwäche
* Müdigkeit
* Kühle, blasse Haut
* Struppige Haare
* Kälteempfindlichkeit
* Gewichtszunahme
* Verstopfung
* Verlangsamter Herzschlag
* Raue, heisere oder tiefere Stimme

Die Behandlung einer Schilddrüsenunterfunktion besteht in der Dauereinnahme von Schilddrüsenhormonen.

Eine Vergrößerung der Schilddrüse – Kropf

Steht der Schilddrüse nicht genügend Jod zur Hormonproduktion zur Verfügung, versucht sie, diesen Mangel durch extremes Wachstum auszugleichen. Diese Vergrößerung wird als Kropf (Struma) sichtbar. Wichtig ist dabei, dass die Hormonwerte in diesem Fall im Blut normal sind. Der Kropf ist eine sehr häufige Erkrankung der Schilddrüse, besonders in Jodmangelgebieten. In vielen Gegenden ist zu wenig Jod im Trinkwasser enthalten, sodass der tägliche Bedarf von 200 μg nicht gedeckt werden kann. Eine Jodmangelstruma wird mit Jodtabletten behandelt.

Die beste Vorbeugung gegen einen Kropf ist die Verwendung von jodiertem Speisesalz und eine jodreiche Ernährung – dazu gehören Fische, Spinat und Champignons.

Die Sexualhormone

Es werden von beiden Geschlechtern sowohl weibliche als auch männliche Sexualhormone gebildet – allerdings in unterschiedlichen Mengen. Diese Hormone werden in den Keimdrüsen der Geschlechtsorgane und in den Nebennierenrinden gebildet – in den weiblichen Eierstöcken die Östrogene und Gestagene, in den Hoden des Mannes neben den Samenzellen auch das Geschlechtshormon Testosteron. Auch die Drüsen der Geschlechtsorgane unterliegen der Steuerung durch die Hypophyse (Hirnanhangsdrüse).

Die Sexualhormone dienen nicht nur der Fortpflanzung, sondern beeinflussen auch den Stoffwechsel.

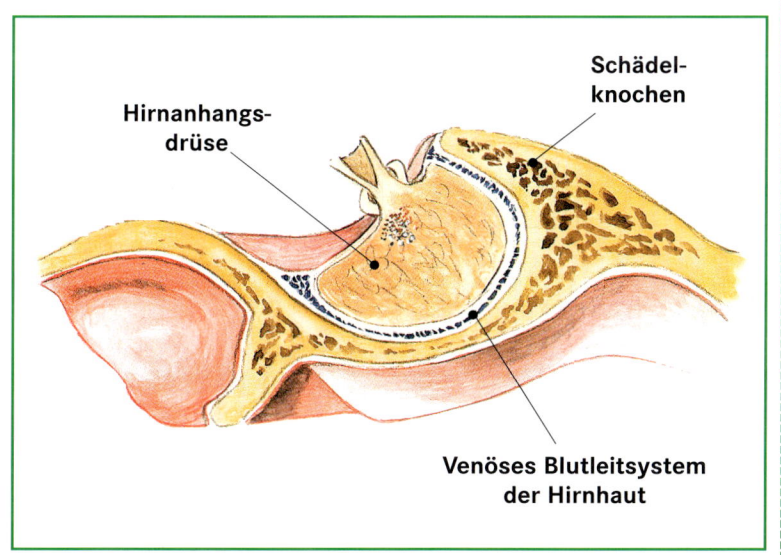

Hirnanhangsdrüse

Schädelknochen

Venöses Blutleitsystem der Hirnhaut

Die Hirnanhangsdrüse ist für die Produktion verschiedener Hormone zuständig. Daneben steuert sie die Drüsen der Geschlechtsorgane bei Frauen und Männern.

Meldet das Zwischenhirn »Stress«, dann schüttet die Nebennierenrinde sofort vermehrt Adrenalin aus. Der Körper ist dann in Alarmbereitschaft, der Blutzuckerspiegel steigt. Gleichzeitig regt die Nebennierenrinde die Ausschüttung von Kortisol in die Blutbahn an, das den Stoffwechsel beschleunigt.

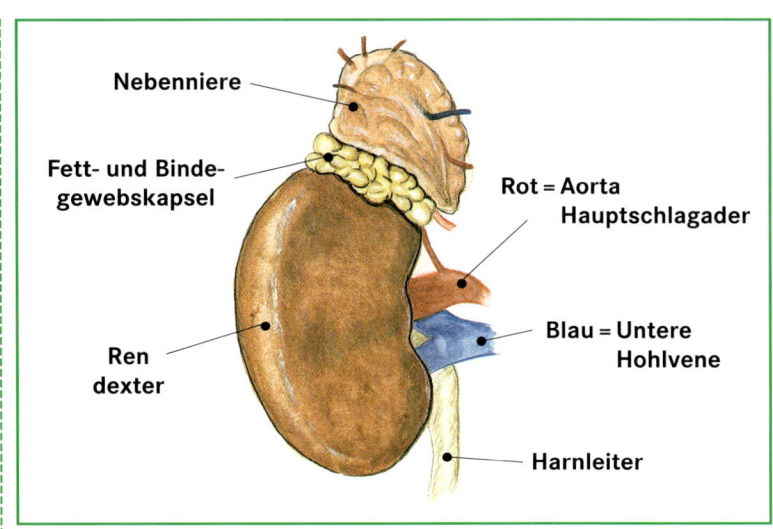

Nebenniere

Fett- und Bindegewebskapsel

Rot = Aorta Hauptschlagader

Ren dexter

Blau = Untere Hohlvene

Harnleiter

Die Stresshormone

Die Nebennieren, die an den oberen Nierenenden liegen, werden in Nebennierenrinde und Nebennierenmark unterteilt. Sie produzieren verschiedene lebenswichtige Hormone, darunter Kortisol und Aldosteron, das für die Regulierung des Flüssigkeitshaushaltes zuständig ist, außerdem Testosteron, eine Vorstufe der männlichen Geschlechtshormone, sowie Adrenalin.

Die Antwort auf Stress

Eine der schnellsten Reaktionen auf körperliche oder seelische Belastung ist die Ausschüttung von Adrenalin aus der Nebenniere. Innerhalb von Sekunden nimmt der Herzschlag zu, Blutdruck und Blutzuckergehalt steigen an. Das Ziel dieser Reaktion des Körpers ist eine rasche Mobilisierung aller Energien, um sich auf Kampf oder Flucht vorzubereiten.

Ständige Anspannung kann dazu führen, dass sich der Körper in ständiger Alarmbereitschaft befindet. Begleiterscheinungen dieses Zustandes sind hoher Blutdruck, Anspannung der Muskulatur und ein Anstieg des Blutzuckerspiegels.

Die Hormone, die von der Nebennierenrinde abgesondert werden, nennt man Kortikosteroide oder Kortikoide. Auch sie gehören zu den »Stresshormonen«, da sie unter Stress vermehrt ausgeschüttet werden. Eine Blutuntersuchung wird z. B. bei Verdacht auf einen hormonproduzierenden Tumor durchgeführt.

Spezialuntersuchung auf Stresshormone im Urin

Normalwert: < 7 mg in 24 Stunden

Ein Abbauprodukt des Adrenalins, die Vanillinmandelsäure (VMS), kann im Urin nachgewiesen werden.

Für diese Untersuchung muss der Urin einen Tag und eine Nacht lang gesammelt (24-Stunden-Sammel-Urin) und die Gesamtmenge der Substanz bestimmt werden. Diese Untersuchung wird unter anderem bei Verdacht auf einen Nebennierentumor, der sich in Form von Bluthochdruck zeigen kann, durchgeführt.

Eine Erhöhung der Werte kann aber auch durch übermäßigen Stress, Ernährungsfehler und Medikamente verursacht werden.

Bei der Bildung von Stresshormonen greift der Körper auf Eiweiß zurück, das sich in den Muskeln befindet. In der Folge kann es aus Eiweißmangel zu Schweißausbrüchen und Zittern kommen.

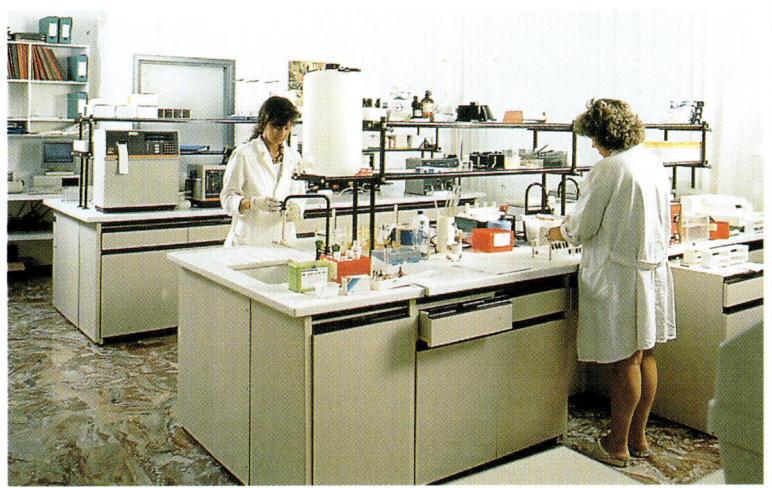

Im Fachlabor werden – je nach Diagnose und Therapie – Blut oder auch Urin auf Hormone untersucht. So können im Urin Stresshormone nachgewiesen werden, deren Ursache allerdings mehrere Gründe haben kann.

Das Immunsystem

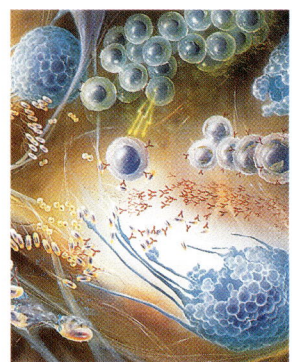

Ohne dass wir es merken, befindet sich unser Körper in einer ständigen Auseinandersetzung mit der Umwelt. Pausenlos haben wir Kontakt mit Bakterien, Viren und anderen Erregern, die wir beispielsweise mit der Atemluft oder der Nahrung aufnehmen.

Ein faszinierendes Bild: verschiedene Abwehrzellen im Blut bekämpfen eindringende Krankheitserreger.

So funktioniert unsere Abwehr

Dass der Körper diese Angriffe körperfeindlicher Substanzen fast immer erfolgreich abwehren kann, hat seine Ursache in dem hoch entwickelten Immunsystem des Organismus.

Das Immunsystem besteht aus zwei Abwehrsystemen, der unspezifischen (= ungezielten) und der spezifischen (= gezielten) Abwehr, die eng miteinander vernetzt sind.

Die Lymphozyten

Krankheitserreger, die den Angriff der Fresszellen überstanden haben, werden vom Immunsystem gezielt bekämpft. Wichtigster Teil der spezifischen Abwehr sind die Lymphozyten, hoch entwickelte weiße Blutkörperchen. Sie reifen in den Lymphknoten, der Milz und der Thymusdrüse heran und werden nach T- und B-Lymphozyten unterschieden.

Wer sich ausgewogen ernährt und seinen Körper abhärtet – zum Beispiel durch viel Bewegung an frischer Luft – stärkt seine Abwehrkräfte.

Die B-Lymphozyten

Die B-Lymphozyten bilden, angeregt durch die T-Lymphozyten, gezielt Abwehrstoffe (Antikörper) gegen den Fremdstoff (Antigen) im Körper. Stimmen Antigen und Antikörper in ihren Bindungsstellen überein, dann bildet sich ein Antigen-Antikörper-Komplex (Immunkomplex), der bestimmte Immunreaktionen in Gang setzt.

Die T-Lymphozyten

Die T-Lymphozyten (T wie Thymus) lernen während ihrer Reifung im Thymus zwischen eigenen und fremden Körperzellen zu unterscheiden. Es gibt verschiedene Untergruppen:

✳ T-Helferzellen übermitteln den B-Lymphozyten bestimmte Informationen und regen sie dadurch zur Bildung von Antikörpern an (bis zu einer Billiarde Antikörper in einem Tropfen Blut).

✳ T-Suppressorzellen bremsen das Immunsystem als natürliche Gegenregulation, damit die Abwehrreaktion nicht unendlich weitergeführt wird.

✳ T-Killerzellen (zytotoxische T-Zellen) vernichten fremde und körpereigene Zellen, die virusinfiziert sind.

✳ Gedächtniszellen bilden sich nach Kontakt mit einem Erreger und speichern die Struktur des Eindringlings, sie sind das »immunologische Gedächtnis«.

DIE »SCHUTZPOLIZEI« DES KÖRPERS

Im Knochenmark werden die weißen Blutkörperchen (Leukozyten) gebildet, aus denen sich verschiedene Arten von Abwehrzellen (Granulozyten, Fresszellen, Lymphozyten) mit unterschiedlichen Aufgaben entwickeln.

Die größte Gruppe sind die Granulozyten und die Fresszellen. Sie können Erreger vernichten bzw. auffressen und sind sogar in der Lage, die Blutbahn zu verlassen, und erreichen so auch die entlegensten Regionen des Körpers. Da sie ständig im Einsatz sind und alles angreifen, was in den Körper eindringt, bezeichnet man sie auch als ungezielte Abwehr. Eine weitere wichtige Eigenschaft dieser Abwehrzellen ist die Aussendung von Botenstoffen, die andere Teile im Immunsystem aktivieren sollen.

Die Immunabwehr beschränkt sich nicht allein auf das Blut. Nur 4 Prozent der Lymphozyten befinden sich im Blut, der Rest in den lymphatischen Organen und im Knochenmark.

Durch Labortests kann der Arzt T-Helferzellen und T-Supressorzellen bestimmen und feststellen, ob das Abwehrsystem intakt ist. Diese Untersuchungen werden bei schweren Störungen des Immunsystems durchgeführt, z. B. bei Aids, bei Tumorerkrankungen oder bei schweren chronischen Infekten.

Wie der Körper Freund und Feind unterscheidet

Antigene sind Molekülstrukturen, die außen auf Bakterien, Viren und Parasiten sitzen.

Das Abwehrsystem des Körpers kann Stoffe als körpereigen oder körperfremd erkennen; körperfremde Stoffe nennt man Antigene. Gegen sie bildet der Organismus Antikörper, die sich auf der Oberfläche der Antigene festsetzen. Die Antikörper können die Struktur der Antigene erkennen, speichern und bei einem späteren Kontakt die feindliche Zelle sofort wieder erkennen. Die Antikörper, die immer nur für ein bestimmtes Antigen passen, sorgen dafür, dass es lahm gelegt oder abgetötet wird.

Nach diesem Prinzip funktionieren auch die Schutzimpfungen. »Immun sein« bedeutet, dass erneute Kontakte mit dem Erreger nicht zu einer Erkrankung führen.

Bei Autoimmunerkrankungen, z. B. der chronischen Polyarthritis, liegt ein Fehler im Abwehrsystem vor. Er zeigt sich, indem der Körper eigene Zellen als fremd anerkennt; die Abwehrzellen richten sich dann gegen körpereigenes Gewebe und vernichten es.

Die Immunglobuline

Immunglobuline sind körpereigene Eiweißverbindungen, die spezifische Antikörpereigenschaften besitzen. Sie werden von den B-Lymphozyten gebildet und gehören ebenfalls zum Immunsystem des Körpers. Sie sind in fünf Klassen mit unterschiedlichem Aufbau und verschiedenen Funktionen unterteilt: IgA, IgD, IgE, IgG und IgM. Ihre Bestimmung im Labor lässt wichtige Aussagen über das Abwehrsystem zu.

Die Hauptklassen der Immunglobuline

* Immunglobulin G (IgG): ca. 75 Prozent der Blutantikörper; IgG bildet sich erst ca. drei Wochen nach Erstkontakt mit einem Fremdkörper und ist in der Anfangsphase einer Infektion meist nicht erhöht. Bei einem erneuten Kontakt mit demselben Fremdstoff steigen die Werte rasch an.

* Immunglobulin A (IgA): ca. 15–20 Prozent der Blutantikörper; IgA ist wichtig für die Abwehr von Erregern, die über die Schleimhäute (Darm und Lunge) in den Körper gelangen. IgA wird mit der Muttermilch auf das Baby übertragen und stellt einen wichtigen Schutz für das Neugeborene dar.

* Immunglobulin M (IgM): so genannter Frühantikörper; IgM tritt nach Erstkontakt am schnellsten auf; nach der Akutphase sinkt der IgM-Wert im Blut rasch wieder ab.

* Immunglobulin D (IgD): seine Aufgabe ist noch nicht eindeutig geklärt; Es aktiviert wahrscheinlich B-Lymphozyten und kommt bei gesunden Menschen nur in sehr geringen Mengen vor.

* Immunglobulin E (IgE): spielt eine Rolle bei Parasitenbefall und bei der Entstehung von Allergien; IgE bewirkt unter anderem die Ausschüttung des Entzündungsstoffes Histamin.

Wer sein Baby so lange wie möglich stillt, legt damit den Grundstein für ein gut funktionierendes Immunsystem.

WIE SIE IHR IMMUNSYSTEM STÄRKEN KÖNNEN

* Regelmäßige Bewegung an der frischen Luft; empfehlenswert: Wandern, Schwimmen, Rad fahren
* Sauna. Wenn sie gut vertragen wird – einmal wöchentlich
* Wechselduschen
* Kein Nikotin
* Alkohol in Maßen
* Obst und Gemüse
* Kein Fastfood, keine Fertiggerichte
* Vitamin-C-Zufuhr: Limonen, Zitronen, Paprika, Hagebutten und Sanddorn

In welchen Lebensmitteln unterschiedliche Vitamine vorkommen und welche Mangelerscheinungen auftreten können, zeigt das kleine Vitaminlexikon auf Seite 49.

Der Stoffwechsel

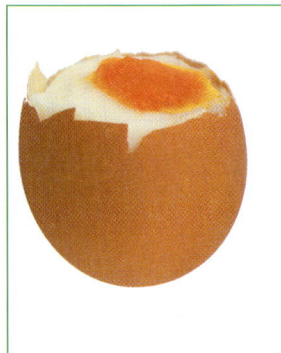

Das tägliche Frühstücksei ist nicht zu empfehlen – Eier sind nämlich sehr cholesterinhaltig.

Überschüssiges Cholesterin lagert sich an den Arterienwänden an und bildet dort einen Belag (Plaque). Das Blut kann nicht mehr ungehindert fließen.

Für den Stoffwechsel sind Nährstoffe wie Fette, Kohlenhydrate und Eiweiße notwendig. Diese Nährstoffe sind für den Aufbau der Zellen und für die Energiegewinnung verantwortlich.

Der Fettstoffwechsel

Zu den wichtigsten Blutfetten zählen Cholesterin sowie die so genannten Triglyzeride. Erhöhte Blutfettwerte begünstigen die Entstehung von Gefäßverkalkung (Arteriosklerose) und erhöhen das Herzinfarktrisiko.

Cholesterin

Cholesterin ist eine fettähnliche Substanz, die für den Aufbau der Körperzellen notwendig ist. Es ist der Ausgangsstoff für die Bildung von Hormonen, Gallensäuren und Vitamin D.

Etwa 75 Prozent des im Organismus vorhandenen Cholesterins wird in der Leber gebildet, ca. 25 Prozent werden dem Körper über die Nahrungsaufnahme zugeführt. Die Ausscheidung dieser Substanz erfolgt über die Galle und den Darm. Cholesterin wird gefährlich, wenn es sich in den Gefäßen anlagert. Cholesterin kommt nur in tierischen Nahrungsmitteln vor; es ist in Fleisch, Fisch, Butter und Eiern enthalten.

LABORBASISPROGRAMM BEI FETTSTOFFWECHSELSTÖRUNGEN

* (Gesamt-)Cholesterin
* HDL-Cholesterin
* LDL-Cholesterin
* Triglyzeride

IDEALER CHOLESTERINWERT

Die Normalwerte für das Cholesterin sind umstritten und individuell unterschiedlich. Fest steht jedoch, dass der Cholesterinwert unter 200 mg/dl liegen sollte.

Ursachen für eine Erhöhung der Cholesterinwerte
* Cholesterinreiche Ernährung
* Angeboren, d. h. familiär bedingte Fettstoffwechselstörungen
* Unterfunktion der Schilddrüse
* Schwangerschaft
* Erhöhter Alkoholkonsum
* Medikamente, z. B. Kortison, Antibabypille
* Stress

Ursachen für eine Erniedrigung der Cholesterinwerte
* Überfunktion der Schilddrüse
* Schwere Leberschäden
* Zu geringe Cholesterinaufnahme durch die Nahrung
* Chronischer Durchfall

Erhöhte Blutfettwerte können jahrelang unbemerkt bleiben, da sie am Anfang häufig keine Beschwerden bereiten. Krankhafte Veränderungen werden daher oft nur zufällig festgestellt.

WICHTIG

Unbedingt regelmäßig die Blutfettwerte vom Arzt kontrollieren lassen!

CHOLESTERINRISIKO FÜR ARTERIOSKLEROSE

Alter	mäßiges Risiko	hohes Risiko
20–30	> 200 mg/dl	> 220 mg/dl
30–40	> 220 mg/dl	> 240 mg/dl
über 40	> 240 mg/dl	> 260 mg/dl

CHOLESTERINGEHALT TIERISCHER NAHRUNGSMITTEL

Nahrungsmittel	Cholesteringehalt (pro 100 g)
Eigelb	1400 mg
Innereien (Leber, Niere)	350 mg
Butter	280 mg
Mayonnaise	150 mg
Wurst	100 mg
Sahne	100 mg
Käse	20–50 mg

Bei erhöhten Cholesterinwerten sind maximal 300 mg Cholesterin täglich erlaubt!

Zu hohe Cholesterinwerte (Hypercholesterinämie) sind maßgeblich an der Entstehung von Gefäßverkalkung (Arteriosklerose) beteiligt, da sich das überschüssige Cholesterin an den Gefäßwänden absetzt. Gefürchtete Folgen der Arteriosklerose sind z. B. Durchblutungsstörungen, Herzinfarkt und Schlaganfall.

Die Lipoproteine HDL und LDL

Es gilt, je höher das HDL-Cholesterin und je niedriger das LDL-Cholesterin, desto geringer ist die Gefahr einer Arteriosklerose.

Da Cholesterin nicht wasserlöslich ist, wird es im Blutplasma an Eiweißstoffe gebunden. Mithilfe dieser so genannten Lipoproteine kann das Cholesterin zu jeder einzelnen Körperzelle transportiert werden.

Man unterscheidet entsprechend ihrer Moleküldichte:
* LDL = low density lipoproteins, gesamt ca. 75 Prozent
* HDL = high density lipoproteins, gesamt ca. 25 Prozent

Die Aufschlüsselung des (Gesamt-)Cholesterinwertes in LDL- und HDL-Anteile gehört heute schon zur Routine bei der Laboruntersuchung. Diese Werte liefern eine klare Aussage über das tatsächliche Krankheitsrisiko.

Das HDL-Cholesterin

Normalwert: > 40 mg/dl

Im Volksmund wird das HDL-Cholesterin auch als »gutes« Cholesterin bezeichnet (zum Merken: beginnt mit H wie Hilfe). Aktuelle Studien haben gezeigt, dass ein gewisser Schutz vor Arteriosklerose besteht, wenn die Werte des HDL im Normbereich liegen.

Die HDL-Cholesterinwerte werden von Hormonen, Geschlecht, Alter und vom Rauchen beeinflusst.

Bei niedrigen HDL-Werten besteht – besonders bei gleichzeitig hohem Cholesterinspiegel – ein erhöhtes Risiko für eine Arteriosklerose. Amerikanische Studien haben gezeigt, dass die überwiegende Zahl aller Herzinfarktpatienten HDL-Werte unter 35 mg/dl aufwiesen.

HDL-CHOLESTERINSPIEGEL UND RISIKO EINER ARTERIOSKLEROSE

	günstig	mäßiges Risiko	hohes Risiko
Frauen	> 65	64–45 mg/dl	< 45 mg/dl
Männer	> 55	55–35 mg/dl	< 35 mg/dl

Das LDL-Cholesterin

Normalwert: < 160 mg/dl Hohes Risiko: > 180 mg/dl

Das LDL-Cholesterin ist das »schädliche« Cholesterin. Erhöhte LDL-Werte fördern die Einlagerungen von Plaques in die Arterien und sind daher ein wichtiger Risikofaktor für arteriosklerosebedingte Erkrankungen. LDL ist ein zentraler Laborwert bei der Beurteilung des Fettstoffwechsels. Werte ab 180 mg/dl bzw. ab 120 mg/dl bei bereits erkrankten Gefäßen sind behandlungsbedürftig. In solchen Fällen werden so genannte Lipidsenker eingesetzt.

Neben Ernährung und Bewegung bestimmen auch Faktoren wie Alter, Geschlecht und Vererbung die Cholesterinwerte.

ERNÄHRUNGSTIPPS BEI ERHÖHTEN BLUTFETT-WERTEN

* Tierische Fette, Eier und fetten Käse meiden
* Nur hochwertige, kaltgepresste Pflanzenöle wie Sonnenblumenöl oder Olivenöl verwenden
* Die tägliche Zufuhr von Ballaststoffen erhöhen
* Täglich mindestens zwei Liter trinken, aber nur ungesüßte Getränke (Wasser, Früchte- und Kräutertees)
* Überwiegend vegetarisch essen – im Fleisch sind ca. 30 Prozent des mit der Nahrung aufgenommenen Cholesterins enthalten
* Zucker und Weißmehlprodukte reduzieren
* Knoblauch und Artischocken beeinflussen die Blutfette günstig

Triglyzeride

Normalwert: 180–200 mg/dl

Bei erhöhten Triglyzeridwerten sollte man auf Alkohol verzichten, denn der Körper produziert aus Alkohol und Zucker Triglyzeride.

Triglyzeride werden vorwiegend mit der Nahrung aufgenommen und dienen als Energielieferanten und Baustoff für die Zellen. Bei Bedarf setzt der Körper Triglyzeride aus dem Fettgewebe frei. Erhöhte Trigylzeridwerte sind meist ernährungsbedingt, können aber auch angeboren sein. Außerdem treten sie häufig im Zusammenhang mit Stoffwechselerkrankungen wie Diabetes mellitus, Gicht und Übergewicht auf. Erniedrigte Triglyzeridwerte deuten auf eine Schilddrüsenüberfunktion hin und werden bei durch Krankheit stark geschwächten Patienten beobachtet.

So können Sie Ihre Werte positiv beeinflussen:

* Viel und regelmäßig bewegen
* Übergewicht abbauen
* Auf Nikotin verzichten
* Dauerstress vermeiden

DIE BLUTFETTE AUF EINEN BLICK (IN MG/DL)			
Blutfett	**Normal**	**Grenzwert**	**kritische Werte**
Cholesterin	bis 200	200–250	über 250
LDL-Cholesterin	bis 150	160–180	über 180
HDL-Cholesterin	ab 40	35–45	unter 35
Triglyzeride	bis 200	200–300	über 300

Der Zuckerstoffwechsel

Blutzucker ist der wichtigste Energieträger im Stoffwechsel des menschlichen Organismus, denn er liefert Muskeln und Gehirn die Energie, die sie für ein richtiges Funktionieren benötigen.

Ein einmalig erhöhter Blutzuckerwert ist noch kein eindeutiger Beweis dafür, dass eine Zuckerkrankheit vorliegt.

Energielieferant Zucker

Kohlenhydrate sind für unsere Zellen die wichtigsten Energielieferanten. Der Organismus wandelt Kohlenhydrate aus Nahrungsmitteln wie Brot, Reis, Nudeln, Obst und Milch in Glukose (Traubenzucker) um, die dann über das Blut zu allen Körperzellen gelangt.

ZUCKERNORMALWERT	
Normalwert:	nüchtern 65–100 mg/dl
Grenzwert:	nüchtern 100–120 mg/dl
Diabetes:	nüchtern > 120 mg/dl

Insulin – Schlüssel zur Zelle

Damit der Körper den Zucker aus dem Blut auch aufnehmen und verarbeiten kann, benötigt er Insulin. Dieses Hormon der

Bauchspeicheldrüse sorgt für den Transport der Glukose in die Zellen und senkt damit den Zuckerspiegel im Blut.

Bei der Überschreitung einer Blutzuckerkonzentration zwischen 160–180 mg/dl (so genannte Nierenschwelle) schafft es die Niere nicht mehr, die Glukose zurückzuhalten, dann ist Zucker auch im Harn nachweisbar (siehe Seite 122f.).

BLUTZUCKERWERTE NACH DEM ESSEN

Normalwerte:	Bei Diabetes:
eine Stunde nach dem Essen unter 120 mg/dl	eine Stunde nach dem Essen über 180 mg/dl

Der Zuckerbelastungstest

Nach dem Essen steigt der Blutzuckerwert im Blut an – das ist ganz normal. Bei Diabetikern steigen diese Werte allerdings deutlich höher an als bei Gesunden. In unklaren Fällen oder bei Grenzwerten wird der Arzt daher einen Zuckerbelastungstest (oraler Glukosetoleranztest) durchführen.

Nach einer Mahlzeit steigt der Blutzuckerspiegel an. Die Bauchspeicheldrüse schüttet Insulin aus, um den Blutzucker in die Zellen zu transportieren.

Zuerst wird der Nüchtern-Blutzucker bestimmt; dann bekommt der Patient eine konzentrierte Zuckerlösung zu trinken (75g gelöste Glukose). Nach zwei Stunden misst der Arzt erneut den Blutzucker und prüft damit die Reaktionsfähigkeit der Bauchspeicheldrüse, d. h. ob sie genügend Insulin herstellen konnte bzw. wie schnell der Körper eine größere Menge Glukose abbaut.

Das Blutzuckertagesprofil

Zur Erkennung der Blutzuckerschwankungen innerhalb eines Tages, muss man ein Tagesprofil ermitteln. Dabei wird der erste Blutzuckerwert morgens nüchtern bestimmt, zwei weitere Messungen werden im Tagesverlauf jeweils eine Stunde vor und eine Stunde nach den Mahlzeiten durchgeführt.

Die Zuckerkrankheit – Diabetes mellitus

Die Zuckerkrankheit ist die am häufigsten auftretende Stoffwechselerkrankung. In Deutschland leiden ca. 2,5 Millionen Menschen an Diabetes mellitus.

An Diabetes Erkrankte produzieren kein Insulin oder zu wenig davon. Als Folge steigt der Blutzuckergehalt an, da der Zucker nicht von den Zellen aufgenommen werden kann. Deshalb muss dem Körper Insulin zugeführt werden.

Formen der Diabetes

Diabetes ist eine Störung, die sich auf alle Körperorgane auswirkt und unbehandelt schwere Spätfolgen haben kann: Augen- und Nervenschäden, Herzinfarkt, Durchblutungsstörungen und Nierenerkrankungen.

Diese Komplikationen sind weitgehend zu vermeiden, wenn die entsprechende Diät eingehalten wird sowie die Anordnungen des Arztes befolgt werden. Man unterscheidet zwei Diabetesformen:

Bereits den alten Griechen war die Zuckerkrankheit bekannt; der Name Diabetes (Hindurchfließen) mellitus (honigsüß) stammt aus dieser Zeit.

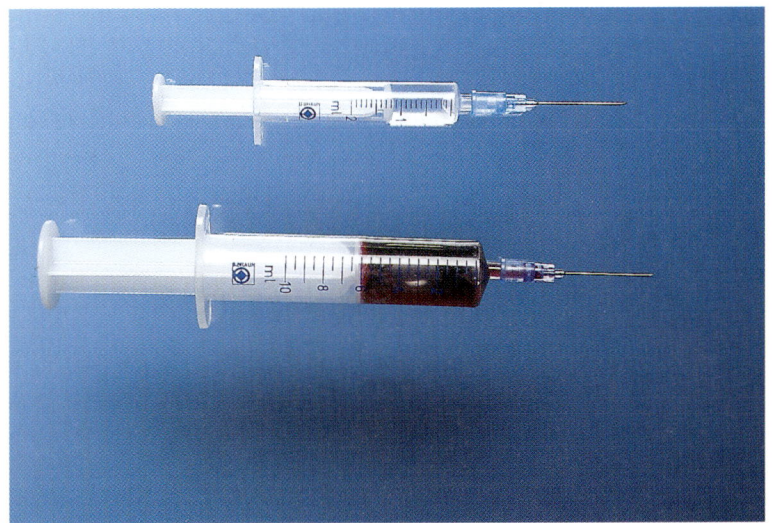

Für viele Diabetiker ist er (leider) Routine: der tägliche Griff zur Insulinspritze.

LABORBASISPROGRAMM BEI DIABETES MELLITUS

* Nüchtern-Blutzucker (BZ)
* Blutzuckertagesprofil
* Blutzuckerbelastungstest
* Hämoglobin A1C (kurz: HbA1C)
* Harnuntersuchungen mit Bestimmung von Zucker und Keton
* Mikroalbuminurie (spezielle Harnuntersuchung)
* Selbstkontrolle zu Hause (Blut, Urin)

Diabetes Typ I (jugendlicher Diabetes)

Er betrifft vorwiegend Kinder, Jugendliche und junge Erwachsene. Vermutlich wird die Krankheit durch eine Störung im körpereigenen Abwehrsystem oder durch Virusinfekte ausgelöst. Bei Typ I ist ein lebenslanges Spritzen von Insulin notwendig. Zu dieser Gruppe gehören zehn Prozent der Diabetiker.

Diabetes Typ II (Altersdiabetes)

Typ-II-Diabetiker sind meistens übergewichtig. Zuerst sollte deshalb eine Gewichtsreduzierung angestrebt werden.

Dies ist die am häufigsten vorkommende Form des Diabetes. Da er meist erst im höheren Lebensalter auftritt, liegt entweder eine »Erschöpfung« der Bauchspeicheldrüse vor oder aber der Körper reagiert nicht mehr empfindlich genug auf Insulin.

Die Anlage zum Diabetes ist zwar erblich, aber nicht jeder, der vorbelastet ist, erkrankt auch. Entscheidend sind häufig falsche Ernährungsgewohnheiten. Es wird zu viel, zu süß und zu fett gegessen und es fehlt an Bewegung. Nur etwa 20 Prozent der Typ-II-Patienten sind normalgewichtig.

Hohe Blutzuckerwerte haben häufig zunächst wenig Auswirkungen. Die ersten Anzeichen einer Erkrankung können sein:

* Nachlassende Leistungsfähigkeit
* Müdigkeit
* Juckreiz

* Heißhungerattacken
* Starker Durst, trockener Mund
* Häufiges Wasserlassen, auch nachts
* Gewichtsverlust
* Schlechte Wundheilung
* Erhöhte Infektanfälligkeit

Experten rechnen mit einer weiteren Zunahme der Zuckererkrankungen in den nächsten Jahrzehnten.

Ursachen für eine Erhöhung der Blutzuckerwerte (Hyperglykämie)

* Diabetes mellitus
* Entzündung der Bauchspeicheldrüse
* Hormonell bedingte Erkrankungen, z. B. Morbus Cushing
* Medikamente, z. B. Kortison, Antibabypille, Betablocker

Ursachen für eine Erniedrigung der Blutzuckerwerte (Hypoglykämie)

* Nach starker körperlicher Anstrengung
* Zu hohe Dosierung von Insulin oder Zuckertabletten
* Erkrankungen der Bauchspeicheldrüse (Insulinom)
* Hormonell bedingte Erkrankungen, z. B. Schilddrüsenüberfunktion
* Stark erhöhter Alkoholkonsum
* Medikamente: Mittel zur Blutverdünnung, ASS (z. B. Aspirin)

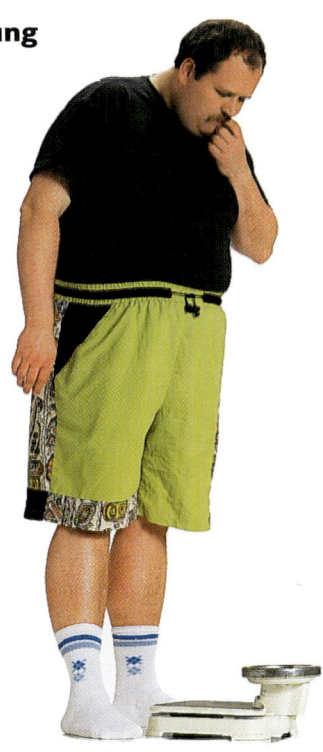

Wenn Diabetes rechtzeitig erkannt und konsequent behandelt wird, lassen sich Komplikationen und Schäden weitgehend vermeiden. Allerdings ist dafür eine entsprechende Diät absolut notwendig.

> **GLUKOSE**
>
> Einfacher Zucker (Monosaccharid) entsteht bei der Verdauung von Stärke und Saccharose. Der Begriff Blutzucker bezieht sich auf den Glukosespiegel im Blut.

Anzeichen von Unterzucker

Leistungssport ist auch mit Diabetes möglich. Allerdings sind regelmäßige Blutzuckerkontrollen und die Anpassung der Insulinmenge nötig, damit kein Unterzucker entsteht.

Patienten mit niedrigen Blutzuckerwerten klagen über Heißhunger, Zittern, Schwindel, Schwitzen und Schwächegefühl bis hin zur Bewusstlosigkeit. Bei diesen Anzeichen sollte schnell ein Stück Würfelzucker oder ein zuckerhaltiges Nahrungsmittel (Bei Diabetes sonst verboten!) gegessen werden. Richtig gefährlich wird es, wenn der Blutzucker unter 50 mg/dl absinkt. Dann wird der Betroffene ohnmächtig.

Unterzucker ist häufig die Folge von starker, körperlicher Belastung, erhöhtem Alkoholkonsum oder von Insulingabe ohne danach eine Mahlzeit einzunehmen.

Behandlung des Diabetes mellitus

Ziel der Behandlung ist ein gut eingestellter Diabetes ohne große Blutzuckerschwankungen, mit möglichst normalen Blutzuckerwerten. Die Pfeiler der Therapie sind:
* Diabetesdiät und ausreichend Bewegung
* Tabletten zur Anregung der Insulinproduktion
* Gewichtsreduzierung

Erst wenn diese Maßnahmen keine Wirkung haben, sollte Insulin eingesetzt werden.

Gesundheitstipps bei erhöhten Blutzuckerwerten

* Normalgewicht anstreben, langsam abnehmen: etwa ein halbes Kilogramm pro Woche
* Ausreichend bewegen: spazieren gehen, wandern, Rad fahren und schwimmen

* Stress vermeiden
* Rauchverbot
* Alkoholkonsum einschränken – am besten ganz einstellen
* Regelmäßiger Tagesablauf und ausreichend Schlaf

Empfehlung für eine richtige Ernährung

Die Diät bei Diabetes mellitus entspricht einer gesunden Vollwerternährung, wie sie normalerweise auch für Gesunde empfehlenswert ist.

* Keine mit Zucker oder Honig gesüßten Speisen und Getränke verwenden; sie führen zu einem raschen Blutzuckeranstieg
* Süßstoffe sind in Maßen erlaubt
* Kohlenhydrate mit einem hohen Ballaststoffanteil sollten Hauptbestandteile der Nahrung sein: Gemüse, Kartoffeln, Obst, Vollkornprodukte
* Erlaubt: fettarme Milch und Milchprodukte
* Verboten: viel Fleisch, Wurst und Käse

Insulin ist in Tablettenform nicht wirksam, deshalb muss es durch Spritzen oder eine spezielle Injektionshilfe (Pen) verabreicht werden.

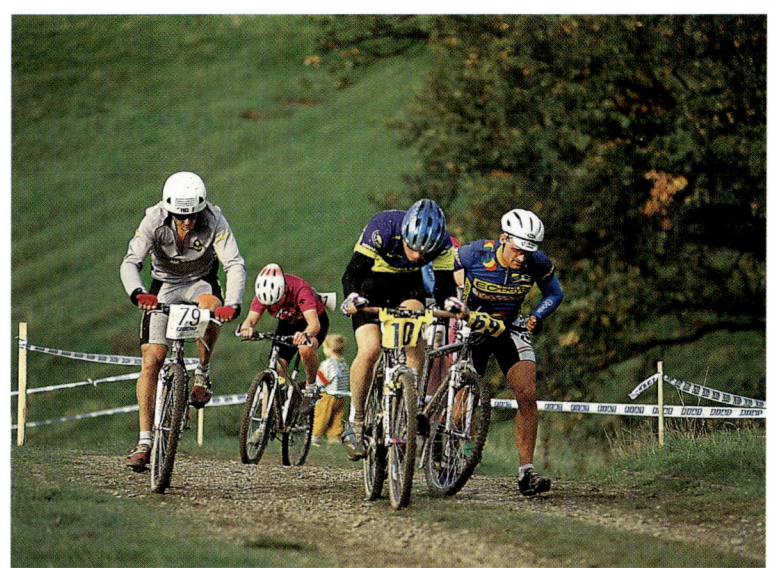

Leistungssportler aufgepasst: Starke körperliche Belastung kann unter Umständen zu gefährlichem Unterzucker führen. Ein Stück Würfelzucker schafft sofortige Abhilfe.

Sie sollten sich angewöhnen, sechs bis sieben kleine Mahlzeiten über den Tag verteilt statt drei großer Mahlzeiten zu sich zu nehmen. So kann man starke Blutzuckerschwankungen vermeiden.

Broteinheiten statt Kohlenhydrate

Der Diabetiker muss sich konsequent an die Ernährungsempfehlungen seines Arztes halten; sonst drohen schwere Spätfolgen.

Bei der Diabetesdiät werden die Kohlenhydrate in so genannte Broteinheiten (BE) umgerechnet; die Nahrungsmenge wird also nicht nach Kalorien, sondern nach Broteinheiten berechnet. Der Arzt oder Diätberater legt bei jedem Diabetiker individuell die Höhe der Broteinheiten für die Ernährung fest, in der Regel sind es 12 bis 14 BE täglich.

BE-WERTE FÜR KOHLENHYDRATE (1 BE ENTSPRICHT 12 G KOHLENHYDRATEN)

1 BE	Nahrungsmittel
25 g	Weizenbrötchen
80 g	Kartoffeln
20 g	Nudeln
250 g	Milch, Jogurt
100 g	Apfel

Gemüse und Salate bis zu 300 g können ohne BE-Berechnung gegessen werden (Ausnahme: Mais)

Hämoglobin A1C

Normalwerte: unter 6,5% Diabetiker: bis 8%

Hämoglobin A1C (HbA1C) ist der »Blutzuckerspion« bei Diabetes. An diesem speziellen Wert, der über die mittleren Blutzuckerwerte der letzten ein bis zwei Monate Auskunft gibt, kann der Arzt beispielsweise sehen, wie konsequent der Patient seine Diät und die Einnahme der verordneten Medikamente eingehalten hat.

DIE MIKROALBUMIN-KONTROLLE

Dieser Test ist wichtig für Diabetiker. Dabei handelt es sich um die Untersuchung eines bestimmten Eiweißtyps (Albumin) im Urin. Die erhöhte Ausscheidung von Albumin ist häufig das erste Anzeichen einer Schädigung der Nieren. Diabetiker sollten diesen Test mehrmals pro Jahr beim Arzt durchführen lassen.

Was bedeutet eine Erhöhung der Werte?

HbA1C-Werte, die ein Prozent über dem Normalwert liegen, lassen vermuten, dass der Blutzuckerwert in den letzten vier bis acht Wochen etwa ein Drittel über dem Normalbereich lag.

Die Harnsäure

Normalwert: Männer 2,0–7,0 mg/dl
Frauen 2,0–5,7 mg/dl

Harnsäure ist ein Stoffwechselendprodukt, das beim Abbau von Zellkernen (Purine) entsteht. Je mehr Purine mit der Nahrung aufgenommen werden, desto mehr Harnsäure bildet sich. Sie entsteht aber auch beim normalen Um- und Abbau von Körperzellen.

Folgen von hohen Harnsäurewerten

Eine Erhöhung der Harnsäurewerte im Blut über 7 mg/dl wird als Hyperurikämie bezeichnet. Bei hoher Harnsäurekonzentration entstehen Harnsäurekristalle, die sich vorzugsweise in den Gelenken ablagern und dort Entzündungen hervorrufen. Sie können sich als Gicht oder auch in Form von Nierensteinen (Gichtniere) bemerkbar machen. Wenn die Harnsäurewerte über 9 mg/dl steigen, ist die Gefahr eines Gichtanfalls sehr hoch.

Menschen mit Übergewicht, Bluthochdruck oder Diabetes sind häufig auch von Gicht betroffen. Gicht wird durch Harnsäurekristalle hervorgerufen, die sich in den Gelenken bilden und dort Entzündungen verursachen

Gicht – ein Stoffwechseldefekt

Gicht ist keine Krankheit der Gelenke, auch wenn dort der Schmerz zuerst auftritt, sondern ein erblich bedingter Stoffwechseldefekt, bei dem die Harnsäureausscheidung über die Niere gestört ist. Faktoren wie Übergewicht, Diabetes und Fettstoffwechselstörungen bilden zusätzliche Risiken, an Gicht zu erkranken; betroffen davon sind überwiegend Männer (90 Prozent).

Gicht wird oft die »Krankheit der Könige« genannt, weil die Anfälle durch üppiges Essen ausgelöst werden.

Typisch ist der einseitige Befall des Grundgelenks der großen Zehe; dabei ist das Gelenk stark geschwollen, gerötet und schmerzt extrem. Ein solcher Gichtanfall wird häufig durch eine opulente Mahlzeit und erhöhten Alkoholkonsum ausgelöst. Wie aus heiterem Himmel kommt es dann – meist nachts – zu einem akuten Anfall. Die Beschwerden können wenige Stunden, aber auch einige Tage anhalten. Im weiteren Verlauf der Erkrankung wechseln sich akute Gichtanfälle mit schmerzfreien Intervallen ab. Bleibt die Gicht unbehandelt, können bleibende Gelenkschäden und Nierenerkrankungen die Folge sein.

Zu üppige Speisen und erhöhter Alkoholkonsum führen bei entsprechender Veranlagung gerne zu Gichtanfällen. Werden diese nicht therapiert, ist mit bleibenden Schäden an Gelenken und Nieren zu rechnen.

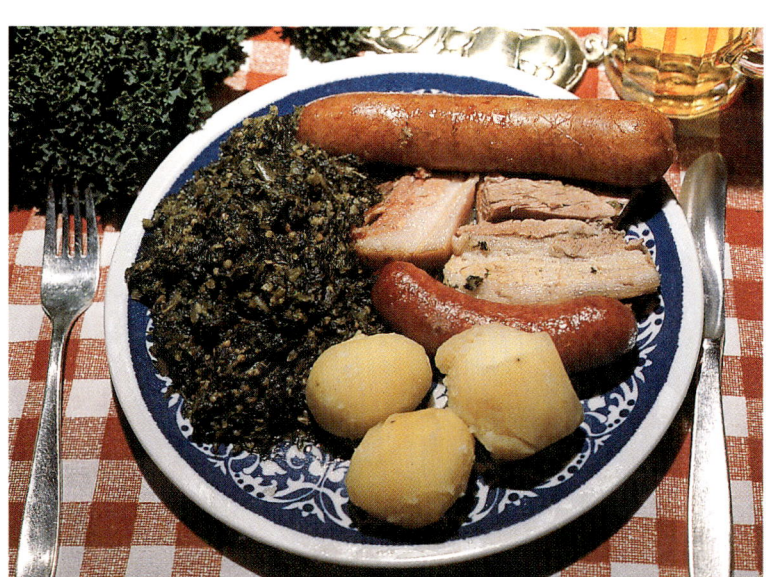

PURINGEHALT (HARNSÄURE) VON NAHRUNGSMITTELN		
Hoch	**Mittel**	**Niedrig/purinfrei**
Innereien	Fisch	Obst
Fleisch, Fleischbrühwürfel	Eier	Salat
Sardinen	Wurst	Kartoffeln, Reis
Geflügel	Hülsenfrüchte	Fette, Öle
Schokolade	Soja	Milch, Milchprodukte
Schaltiere	Kohl	Getreideprodukte

Ursachen für eine Erhöhung der Harnsäurewerte

* Erblich bedingte Gicht (so genannte primäre Gicht)
* Übergewicht, Fehlernährung, erhöhte Blutfettwerte
* Alkohol, vor allem Bier
* Fastenkuren und strenge Diäten
* Schwere körperliche Arbeit
* Nierenerkrankungen (verminderte Ausscheidung)
* Chemo- oder Strahlentherapie
* Medikamente, z. B. Wassertabletten
* Leukämie
* Schwermetallvergiftungen

Ursachen für eine Erniedrigung der Harnsäurewerte

* Nach langen Fastenkuren, Hungerzustände
* Durch harnsäuresenkende Medikamente
* Schwermetallvergiftungen

Die Behandlung der Gicht

Durch eine Ernährungsumstellung lassen sich die besten Behandlungsergebnisse bei Gicht bzw. erhöhten Harnsäurekon-

Antirheumatika oder manche Hustenmittel können die Ursache für einen starken Harnsäureverlust sein.

Wenn Sie erhöhte Harnsäurewerte haben, dann sollten Sie bei Ihrem Speiseplan unbedingt Folgendes beachten: Fleisch und Innereien sind besonders harnsäurereich.

ERNÄHRUNGS- UND VERHALTENSTIPPS BEI ERHÖHTEN HARNSÄUREWERTEN

* Alkohol, besonders Bier, Kaffee und üppige Mahlzeiten, besonders mit Fleisch, vermeiden
* Fleisch und Wurst sind nur in kleinen Mengen (zwei bis drei Fleisch-, Wurst- oder Fischmahlzeiten pro Woche) erlaubt, denn Fleisch nimmt mehr als die Hälfte der Purine auf
* Innereien und Fleischextrakte meiden
* Täglich mindestens zwei Liter trinken; am besten sind Wasser und Kräutertees geeignet
* Normalgewicht anstreben
* Große Anstrengungen und Unterkühlung vermeiden
* Viel Bewegung: Rad fahren, Schwimmen, Jogging oder Gymnastik
* Fastenkuren nur unter therapeutischer Aufsicht durchführen
* Stress möglichst vermeiden

Weitere Risikofaktoren, die zur Erhöhung der Harnsäure beitragen, sind Diabetes mellitus, erhöhte Cholesterinwerte und Bluthochdruck.

zentrationen erzielen. Das Ziel ist eine dauerhafte Senkung der Harnsäurewerte auf 5 bis 5,5 mg/dl. Bei erhöhten Werten ist die Einnahme eines Medikamentes (Wirkstoff Allopurinol), das die Bildung der Harnsäure hemmt, zu empfehlen.

Eiweißstoffwechsel und Harnstoff

Eiweiße (Proteine) sind sowohl in tierischen als auch in pflanzlichen Nahrungsmitteln enthalten. Im Verdauungstrakt werden die Eiweiße in ihre kleinsten Bausteine, die Aminosäuren, zerlegt. Im übrigen Körper werden sie dann erneut zusammengesetzt: als Bausteine für die Zellen und als Hormone, Enzyme und Abwehrstoffe gegen Krankheitserreger im Blut (z. B. Globuline). Selbst die Gerinnungsstoffe bestehen aus Eiweiß.

Die Bluteiweiße

Normalwert: 66–86 g/l

Der flüssige Anteil des Blutes, das Blutplasma, besteht zu acht Prozent aus Eiweißen (Proteine). Eiweiße im Blut haben die Aufgabe, Flüssigkeit zu binden und sind für den Transport zahlreicher Substanzen wie etwa Cholesterin, Vitamine oder Eisen zuständig. Außerdem sind sie für die Abwehr und die Blutgerinnung wichtig.

Ein verminderter Gesamteiweißspiegel ist meist durch Mangelernährung, Hungerzustände, Darmerkrankungen, Tumoren, Eiweißverluste infolge eines Nierenschadens oder schwere Lebererkrankungen bedingt. In schweren Fällen treten Wassereinlagerungen im Gewebe (Ödeme) auf. Bei Erhöhung des Gesamteiweißes besteht der Verdacht auf chronisch-entzündliche Erkrankungen.

Ältere Menschen brauchen besonders viel Eiweiß – ungefähr 70 Gramm pro Tag. Mindestens die Hälfte des Bedarfs sollte durch pflanzliches Eiweiß gedeckt werden.

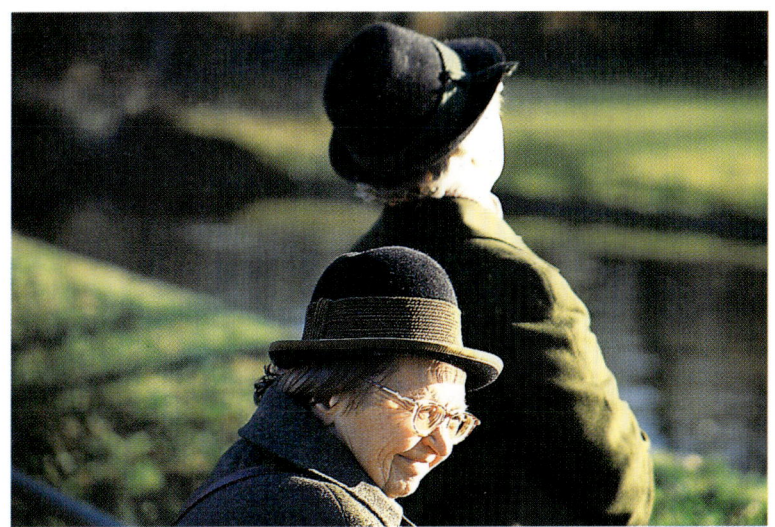

Ältere Menschen haben oft nicht mehr so viel Appetit wie in früheren Tagen. Dabei ist es gerade im Alter wichtig, mit der Ernährung genügend Eiweiß aufzunehmen, wobei der Schwerpunkt auf pflanzlichem Eiweiß liegen sollte.

Die Schwangerschaft bedeutet für viele Frauen eine besonders schöne Erfahrung. Sie fühlen sich im wahrsten Sinne des Wortes rundum wohl, auch wenn es die eine oder andere Beeinträchtigung gibt. Viele Veränderungen im weiblichen Körper sind jedoch völlig unbedenklich und müssen nicht behandelt werden.

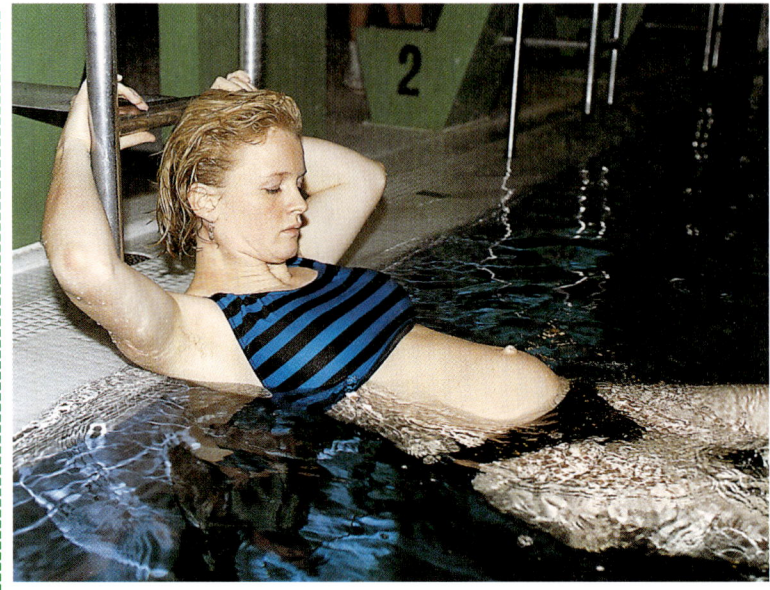

Der Harnstoff

Normalwert: 10–50 mg/dl

Harnstoff ist das Abbauprodukt des Eiweißstoffwechsels. Durch die ständigen Um- und Abbauvorgänge bildet der Körper pro Tag etwa 20 bis 25 Gramm Harnstoff, der nur über die Nieren ausgeschieden wird.

Bei einer eingeschränkten Nierenfunktion reichert sich Harnstoff vermehrt im Blut an. Die Bestimmung dieses wichtigen Wertes gehört bei Laboruntersuchungen zur Routine, da er Auskunft über die Nierenfunktion liefert.

Niedrigere Harnstoffwerte während einer Schwangerschaft sind normal.

Ursachen für eine Erhöhung der Harnstoffwerte

✳ Erhöhter Eiweißumsatz, z. B. hohes Fieber
✳ Erhöhter Eiweißabbau im Körper
✳ Nierenbeckenentzündung

* Chronische Nierenerkrankungen
* Medikamente, z. B. Vitamin C

Das Kreatinin

Kreatinin ist ein Endprodukt des Muskelstoffwechsels, das nur über die Nieren ausgeschieden wird. Der Kreatininspiegel ist ein Maßstab für die Filter- und Ausscheidungsleistung der Nieren. Allerdings steigen die Werte erst dann im Blut an, wenn mehr als die Hälfte der Nierenfilter geschädigt sind. Der Kreatininwert hat daher weniger Aussagekraft bei der Frühdiagnose von Nierenerkrankungen, sondern dient vor allem als Verlaufskontrolle bei eingeschränkter Nierenfunktion.

Erhöhte Werte deuten auf eine chronisch verlaufende Erkrankung, auf eine Entzündung der Nieren oder auf Zerstörung von Muskelzellen hin. Niedrige Kreatininwerte treten meist bei Diabetes mellitus und bei Muskelerkrankungen auf, können aber auch eine Folge der Einnahme von Anabolika sein.

Erhöhung des Kreatininspiegels

Normalwert: Männer 0,6–1,4 mg/dl

Frauen 0,6–1,2 mg/dl

* Chronische Nierenerkrankungen
* Herzschwäche
* Zerstörung von Muskelzellen (bei Verletzungen oder Verbrennungen)

Kreatinin-Clearance

Normalwert: Männer 1,54–2,60 ml/s

Frauen 1,59–2,54 ml/s

Bei der Kreatinin-Clearance (Klärung) wird die Nierenleistung überprüft und man kann eine Nierenerkrankung erkennen, z. B. bei Patienten mit Diabetes oder Nierensteinen.

Dabei wird Kreatinin im Blut bestimmt sowie über einen Tag hinweg im Urin gemessen (24-Stunden-Urin). Aus diesen beiden Proben kann der Arzt schließlich errechnen, wie viel Blut in einer Minute von Kreatinin gereinigt werden kann. Dieser Wert ist altersabhängig, d. h. er sinkt mit zunehmendem Alter leicht ab.

Laborwerte bei Organerkrankungen

Auch in der hoch technisierten Medizin hat sich nichts daran geändert, dass der erfahrene Arzt mithilfe der Krankengeschichte (Anamnese), körperlicher Untersuchung und durch Auswertung der Laborbefunde 90 Prozent aller Krankheiten diagnostizieren kann. Die Laborwerte sind wichtig, um Störungen zu erkennen, da fast jede Erkrankung zu einer Veränderung der Blutzusammensetzung führt. Dennoch sind die Laborwerte nur Mosaiksteinchen einer gesicherten Diagnose und immer im Zusammenhang mit anderen Ergebnissen zu deuten.

Bei Kontakt mit einer »unpassenden« Blutgruppe treten Unverträglichkeitsreaktionen auf. Ausnahme: Menschen mit der Blutgruppe AB.

Das AB0-Blutgruppensystem

Die roten Blutkörperchen tragen auf ihrer Oberfläche das Merkmal (Antigen) der Blutgruppe. Im Blut von A, B und 0 finden sich so genannte Antikörper, die sich gegen die anderen Blutgruppen richten. Nur die Blutgruppe AB ist frei von diesen Antikörpern. Wenn bei einer Übertragung die Blutgruppen nicht zusammenpassen, kommt es zu einer Verklumpung des Blutes, die stets lebensbedrohlich ist.

Unverträglichkeitsrisiken bei Blutübertragungen

Blut kann nicht einfach von einem Menschen auf den anderen übertragen werden, da es zu Unverträglichkeitsreaktionen kommen kann. Die Ursache dafür wurde

Vereinfachtes Blutspenderschema

Anfang unseres Jahrhunderts von Karl Landsteiner erforscht. Der Arzt entdeckte die vier Blutgruppen: A, B, AB und 0.

DIE BESTIMMUNG DER BLUTGRUPPE

Blutgruppe und Rhesusfaktor kann der Hausarzt bestimmen. Vor größeren Operationen gehört die Bestimmung der Blutgruppe zur Routine, ebenso bei jeder Blutübertragung (Transfusion). Dabei wird mit einem speziellen Test untersucht, ob Spender- und Empfängerblut zusammenpassen.

Bei geplanten Operationen wird immer häufiger vorher eine Eigenblutspende abgegeben. Damit steht dem Patienten während der Operation im Bedarfsfall sein eigenes Blut zur Verfügung.

Übersicht über die Blutgruppen

Im Notfall können Menschen mit der Blutgruppe AB von allen anderen Gruppen Blut bekommen. Menschen mit der Blutgruppe 0 darf jedoch nur Blut der eigenen Blutgruppe transfundiert werden. Blutgruppe A darf von B und AB kein Blut erhalten; Blutgruppe B darf von A und AB kein Blut bekommen, die Blutgruppe 0 passt zu jeder anderen Blutgruppe.

Der Rhesusfaktor

Eine weitere Eigenschaft, die sich auf der Oberfläche der roten Blutkörperchen befindet, ist der Rhesusfaktor. Dessen Wert wird bei der Bestimmung der Blutgruppen mitermittelt.

ÜBERSICHT ÜBER DIE BLUTGRUPPEN

	Merkmal (Antigen)	Antikörper	Häufigkeit in Deutschland
Blutgruppe A	A	Anti-B	44 %
Blutgruppe B	B	Anti-A	12 %
Blutgruppe AB	A und B	–	6 %
Blutgruppe 0	–	Anti-A, Anti-B	38 %

Bei 85 Prozent aller Europäer ist ein Rhesusfaktor vorhanden; sie sind Rhesus positiv. Bei 15 Prozent kann dieser Faktor im Blut nicht nachgewiesen werden; sie sind Rhesus negativ.

Bluterkrankungen

Blutarmut

Verschreibt Ihnen Ihr Arzt bei Blutarmut ein hochdosiertes Eisenpräparat, so achten Sie unbedingt darauf, dass Sie gleichzeitig genügend Vitamin C zu sich nehmen. Eisen wird nur in Verbindung mit Vitamin C optimal vom Körper aufgenommen.

Unter Blutarmut (Anämie) versteht man eine Verminderung der roten Blutkörperchen (Erythrozyten), des Hämoglobins (Hb) und/oder des Hämatokrits. Der Hämoglobingehalt lässt gemeinsam mit der Erythrozytenzahl und dem Hämatokritwert wichtige Rückschlüsse auf die Art der Blutarmut zu. Die häufigste Ursache für Anämie ist Eisenmangel. In ca. 80 Prozent der Fälle von Blutarmut sind Frauen betroffen.

Laborbasisprogramm bei Verdacht auf Blutarmut

* Blutbild
* Hämoglobin
* Hämatokrit
* Differenzialblutbild (Untersuchung der weißen Blutkörperchen)

Weiterführende Tests

* Eisen (bei Verdacht auf Eisenmangel)
* Transferrin
* Ferritin
* Eisenbindungskapazität (EBK)

Beschwerden, die auf Blutarmut bzw. Eisenmangel hinweisen können:

* Rasche Ermüdbarkeit, Konzentrationsschwäche
* Kopfschmerzen, Schwindel
* Fahle, blasse Haut und blasse Schleimhäute
* Niedriger Blutdruck, Herzklopfen

WIE SICH EISENMANGEL VERMEIDEN LÄSST

* Kein Fastfood
* Tierisches Eisen in Fleisch und Eiern enthalten, wird besser resorbiert als pflanzliches, das in Kartoffeln, Gemüse und Getreide enthalten ist
* Regelmäßige Zufuhr von Vitamin C: Obst und frisches Gemüse

* Atemnot schon bei geringer Anstrengung
* Kälteempfindlichkeit
* Trockene, rissige Haut, Einrisse an den Mundwinkeln
* Brüchige Nägel und Haare

Hat der Körper genügend Eisenvorräte?
Bei einer leichten Blutarmut ist die Zahl der roten Blutkörperchen häufig noch normal, während Hämoglobin und Hämatokrit bereits erniedrigt sind. Bei unklaren Ergebnissen können die folgenden zusätzlichen Labortests Auskunft geben.

Ferritin
Normalwert: 20–300 μg/l
In den Speichern von Leber und Milz hat sich der Körper einen Eisenvorrat angelegt. Dort ist das Eisen an das Eiweiß Ferritin gebunden; die Höhe des Ferritins im Blut spiegelt zuverlässig den Eisenvorrat des Körpers wider. Dieser Wert ist sehr stark vom Alter des Patienten abhängig.

Transferrin
Normalwert: 200–400 mg/dl
Transferrin ist ein Eiweiß, das für den Eisentransport im Blut zuständig ist. Seine Transportfähigkeit wird jedoch in der Regel nur zu einem Drittel genutzt. Bei Eisenmangel und während der Schwangerschaft ist sein Wert erhöht.

ACHTUNG
Bei leichter Anämie sind häufig keine oder nur geringe Beschwerden zu beobachten.

Die drei Werte Eisen, Ferritin und Transferrin geben dem Arzt Aufschluss über die Art einer Eisenstoffwechselstörung.

Männer haben einen höheren Eisenwert als Frauen. Ein Eisenmangel kommt bei Frauen häufiger vor; zum einen wegen der Menstruation, zum anderen wegen des erhöhten Eisenbedarfs während der Schwangerschaft.

Akute und chronische Entzündungen, Eiweißverluste und Lebererkrankungen führen zu erniedrigten Werten des Transferrins.

Eisenbindungskapazität
Normalwert: 270–440 µg/dl

Mithilfe der Eisenbindungskapazität (EBK) kann die Eisenmenge festgestellt werden, die das Blut zusätzlich binden kann. Erhöhte Werte treten bei Eisenmangelanämie auf, während das Sinken der Eisenbindungskapazität ein Anzeichen für chronische Infektionen und Lebererkrankungen ist.

Leukämie

Leukämie (Blutkrebs) ist eine bösartige Erkrankung der weißen Blutzellen mit einer unkontrollierten Vermehrung der Leukozyten. Es gibt unterschiedliche Formen der Leukämie, die alle mehr oder weniger gefährlich sind.

Weiße Blutzellen, die außer Kontrolle geraten sind und sich unkontrolliert vermehren, sind die Ursache für Blutkrebs oder Leukämie. Die Gründe für diese Überproduktion sind immer noch nicht eindeutig nachzuweisen – Vererbung scheint ebenso eine Rolle zu spielen wie radioaktive Strahlung.

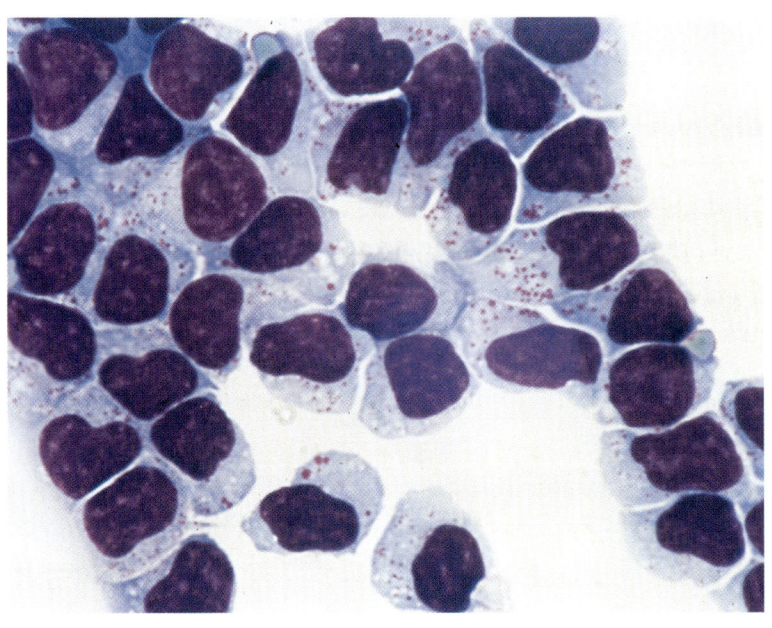

Bei einer Leukämieerkrankung finden sich viele unreife Vorstufen der Leukozyten im Blut. Sie verdrängen die anderen Blutzellen (rote Blutkörperchen und Blutplättchen), weshalb die Patienten häufig unter Anämie oder erhöhter Blutungsneigung leiden.

Da die weißen Blutkörperchen nicht normal entwickelt sind, kommt es gleichzeitig zu Abwehrschwäche und erhöhter Infektanfälligkeit. Leukämie wird allgemein auch als »Weißblütigkeit« bezeichnet, weil sich die weißen Blutkörperchen stark vermehren.

Die Entstehung dieser Blutkrankheit ist bislang weitgehend ungeklärt. Sicher ist jedoch, dass radioaktive Strahlung und bestimmte Stoffe (z. B. Benzol) das Krankheitsrisiko erhöhen. Auch die Vererbung spielt hierbei eine Rolle.

Die Bluterkrankheit

Die Bluterkrankheit (Hämophilie) ist eine seltene erbliche Blutkrankheit. Bei der Hämophilie fehlen im Blut bestimmte Gerinnungsfaktoren, sodass es selbst bei kleinsten Verletzungen zu lebensbedrohlichen Blutungen kommen kann, die spontan nicht mehr zum Stillstand zu bringen sind. Bluterkranke sind daher auf die Zufuhr entsprechender Blutpräparate, die Gerinnungsstoffe enthalten, angewiesen.

Die Hämophilie tritt nur bei Männern auf und kann nur von Frauen vererbt werden. Bekannt wurde diese Krankheit, da sie früher in vielen großen Fürstenhäusern verbreitet war.

Bei Blutergüssen tritt Blut unter die Haut, ins Bindegewebe, in Muskeln oder Gelenke. Was bei gesunden Menschen eine harmlose Verletzung ist, die nach einigen Tagen abheilt, kann für Bluter bedrohlich sein.

Die Leber – eine »chemische« Fabrik

Die Leber ist das zentrale Stoffwechsel- und das wichtigste Entgiftungsorgan unseres Körpers. Über die Leber werden die für den Organismus schädlichen und nicht notwendigen Stoffe abgebaut und ausgeschieden.

Die Leber ist Filteranlage und chemische Fabrik zugleich. Sie entgiftet den Körper und erfüllt ca. 500 weitere wichtige Aufgaben in unserem Körper.

Die Aufgaben der Leber

✳ Entgiftungsfunktion, z. B. für Alkohol, Drogen und Medikamente
✳ Produktion von Gallensaft
✳ Energiespeicherung
✳ Bildung von Enzymen
✳ Produktion von Bluteiweißen
✳ Bildung von Gerinnungsstoffen
✳ Speicherung von Vitaminen

Basisprogramm bei Verdacht auf eine Lebererkrankung

Jedes Körpergewebe produziert eigene Enzyme – je nach seiner Funktion. So gibt es spezielle Enzyme der Leber, die nur oder überwiegend dort zu finden sind. Bei einer Zellschädigung kommt es zu einer vermehrten Freisetzung dieser Leberenzyme ins Blut. Die wichtigsten Leberenzyme sind GOT, GPT und Gamma-GT. Sie zu untersuchen, gehört zum Standard bei Verdacht auf eine Lebererkrankung. Die beiden Enzyme GOT und GPT werden auch unter dem Begriff Transaminase zusammengefasst.

Erhöhte GOT-Werte sind auf vielerlei Ursachen zurückzuführen: So ist etwa schwere körperliche Arbeit einer der Faktoren, die eine Überschreitung des Normalwerts bewirken können.

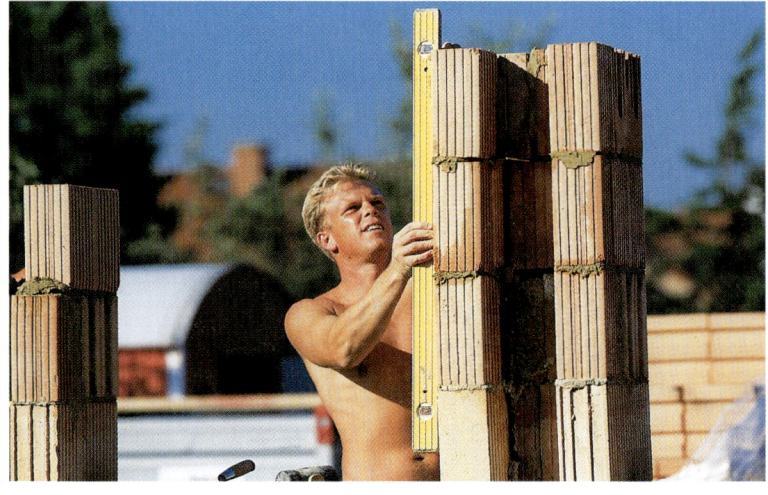

Weiterführende Untersuchungen sind die Bestimmung von Bilirubin, alkalischer Phosphatase (AP) und Cholinesterase (CHE).

GOT-Werte

Normalwert: Männer bis 19 U/l Frauen bis 15 U/l

GOT (Glutamat-Oxalazetat-Transaminase) ist für die Früherkennung von Leber- und Gallenerkrankungen von großer Bedeutung. Bei einer akuten Leberentzündung (Hepatitis) steigen die GOT-Werte besonders stark an, noch bevor äußerlich eine Gelbsucht auftritt. Auch kurz nach einem Herzinfarkt sowie nach schwerer körperlicher Arbeit sind die GOT-Werte erhöht.

Der Enzymspiegel zeigt den Grad und die Herkunft einer Organschädigung an, da für jedes Organ ganz bestimmte Enzyme und Enzymmengen charakteristisch sind.

Ursachen für eine Erhöhung der GOT-Werte

* Leberentzündung (Hepatitis)
* Leberzirrhose
* Gallenerkrankungen
* Erkrankungen der Bauchspeicheldrüse
* Herzinfarkt
* Muskelerkrankungen
* Schwere körperliche Arbeit
* Alkoholmissbrauch, Drogen
* Medikamente wie Schmerzmittel, Antibabypille, Antibiotika, Mittel gegen Epilepsie

GPT-Werte

Normalwert: Männer bis 23 U/l Frauen bis 19 U/l

GPT (Glutamat-Pyruvat-Transaminase) ist ein Enzym, das hauptsächlich in der Leber vorkommt. Es ist ein klarer Anzeiger für Leber-Gallen-Erkrankungen. Bei akuten Leberentzündungen steigen die GPT-Werte auf 500 bis 1000 Einheiten pro Liter an.

Gamma-GT-Werte

Normalwert: Männer bis 28 U/l Frauen bis 18 U/l

Gamma-GT (Gamma-Glutamyl-Transferase) ist ein wichtiges Enzym im Eiweißstoffwechsel. Eine Untersuchung der Gamma-GT-Werte dient zum Nachweis einer Leber- und Gallenerkrankung. Eine genaue Aussage ist aber erst im Zusammenhang mit anderen Leberwerten möglich.

Der Gamma-GT-Wert zeigt chronischen Alkoholmissbrauch an. Liegen noch andere Enzyme der Leber über den Normalwerten, so gilt ein erhöhter Gamma-GT-Wert als Zeichen für eine Leberschädigung.

Ursachen für eine Erhöhung der Gamma-GT-Werte

* Leberentzündungen
* Erkrankungen der Gallenwege
* Erkrankungen der Bauchspeicheldrüse
* Herzerkrankungen
* Alkoholmissbrauch, Drogen
* Medikamente

Zahlreiche Untersuchungen belegen den engen Zusammenhang zwischen Alkoholkonsum und erhöhten Gamma-GT-Werten. Bei striktem Verzicht auf Alkohol können die Werte innerhalb von fünf Wochen wieder im Normalbereich sein.

Bilirubinwerte

Normalwert: 0,2–1,1 mg/dl

Bilirubin ist ein gelbbrauner Farbstoff der Galle, der als Abbauprodukt des roten Blutfarbstoffs Hämoglobin entsteht. Im Labor lassen sich direktes, indirektes und (Gesamt-)Bilirubin bestimmen. Das indirekte Bilirubin wird in der Leber zu direktem Bilirubin umgebaut und mit dem Gallensaft über den Darm ausgeschieden. Wenn mehr Bilirubin im Körper ist, als die Leber verarbeiten kann oder wenn die Gallenwege blockiert sind, wird Bilirubin im Blut abgeladen. Steigt der Bilirubinwert im Blut über zwei Milligramm pro Deziliter an, kommt es zu einer Gelbsucht. Das Bilirubin wird über den Urin ausgeschieden, der sich dann bierbraun verfärbt.

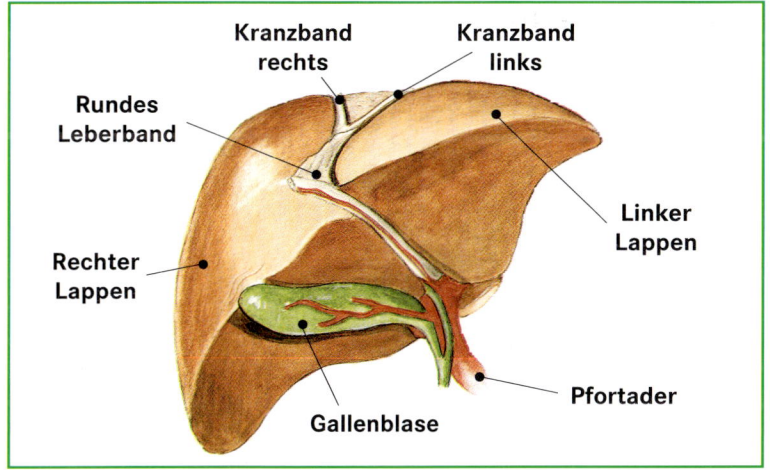

Kranzband rechts

Kranzband links

Rundes Leberband

Linker Lappen

Rechter Lappen

Pfortader

Gallenblase

Erhöhte Bilirubinwerte lassen auf Erkrankungen der Leber schließen. Wenn der Bilirubingehalt eine bestimmte Schwelle überschritten hat, reagiert der Körper mit Gelbsucht und das Bilirubin wird über den Urin ausgeschieden.

Störung der Entsorgung von Bilirubin

Der natürliche Entsorgungsvorgang des Bilirubins über den Darm kann aus verschiedenen Gründen gestört sein; die Ursache wird der Arzt durch die Bestimmung von direktem und indirektem Bilirubin herausfinden. Erhöhte Werte des indirekten Bilirubins deuten auf vermehrten Zerfall der Blutzellen oder – bei Neugeborenen – auf eine Gelbsucht hin. Sind dagegen die Werte des direkten Bilirubins erhöht, kann eine Lebererkrankung oder ein Verschluss der Gallenwege vorliegen.

Ursachen für eine Erhöhung der Bilirubinwerte

1. Lebererkrankungen – Schädigung der Leberzellen
* Leberentzündung (Hepatitis)
* Leberzirrhose
* Vergiftungen
2. Verschluss der Gallenwege
* Gallensteine
* Entzündung
* Tumor
* Chronische Entzündung der Bauchspeicheldrüse

Gelbsucht, bei der sich die Augenbindehaut und schließlich die Haut gelb verfärbt, ist bei Neugeborenen in den ersten Tagen normal.

3. Erhöhter Zerfall der roten Blutkörperchen
* Bei Neugeborenen (in den ersten Lebenstagen ein natürlicher Vorgang)
* Blutarmut (spezielle Formen der Anämie)
* Unverträglichkeit von Medikamenten

Die alkalische Phosphatase
Normalwert: 60–180 U/l

Die alkalische Phosphatase wird in so genannten Osteoblasten, einem Vorstadium der reifen Knochensubstanz, gebildet. Die Osteoblasten sind in den Phasen der Knochenbildung besonders aktiv. Deshalb ist bei Kindern und Jugendlichen ein erhöhter AP-Wert völlig normal, ebenso bei Schwangeren.

Die alkalische Phosphatase (AP) ist eine Gruppe von Enzymen, die im Körper in verschiedenen Organen vorkommen – sie sind in Leber, Knochen, Darm und Nieren vorhanden. Von wenigen Ausnahmen abgesehen, weist eine Erhöhung der AP-Werte auf eine Schädigung von Leber, Galle oder Knochen hin.

Normal ist eine Erhöhung der AP-Werte während des Wachstums und im letzten Drittel einer Schwangerschaft.

Ursachen für eine Erhöhung der AP-Werte
* Abflussstörung der Galle
* Leberentzündung (Hepatitis)
* Rachitis, Knochenabbau, Knochenbrüche
* Chronischer Alkoholkonsum
* Medikamente

Cholinesterase (CHE)
Normalwert: 3000–9300 U/l

Das Enzym Cholinesterase wird in der Leber produziert. Mit einer Bestimmung der CHE-Werte kann die Leistungsfähigkeit der Leber untersucht werden.

Anhand der Werte kann man feststellen, ob dieses Organ noch ausreichend Enzyme herstellen kann. Ist die Leber geschädigt, kann sie nicht mehr genügend Cholinesterase bilden – die CHE-Werte im Blut fallen ab. Mithilfe der CHE-Werte kann der Arzt vor Operationen das Narkoserisiko beurteilen und eine Überempfindlichkeit gegen bestimmte Narkosemittel erkennen und berücksichtigen.

Ursachen für eine Erniedrigung der CHE-Werte

* Leberzirrhose, Leberschädigung
* Chronische Hepatitis
* Schwere Infektionen

Ursachen für eine Erhöhung der CHE-Werte

* Fettleber (Vorstufe der Leberzirrhose)
* Zuckerkrankheit (Diabetes mellitus)
* Schilddrüsenüberfunktion

LDH-Werte

Normalwert: 80–240 U/l

Das Enzym LDH (Laktat-Dehydrogenase) spielt eine wichtige Rolle bei der Diagnose des Herzinfarkts. Erhöhte Werte von LDH lassen sich aber auch bei einer Leberentzündung (Hepatitis) nachweisen.

Erkrankungen der Leber

Formen der Leberentzündung

Bei Verdacht auf eine durch Viren verursachte Leberentzündung (Hepatitis) ist die Bestimmung von Virusantikörpern notwendig. Bei einer akuten Hepatitis sind außerdem die Bilirubinwerte und die Transaminasenwerte (GPT und GOT) im Blut deutlich erhöht.

Experten unterscheiden fünf verschiedene Hepatitistypen, die sich hinsichtlich der Ansteckungsart und ihrer Gefährlichkeit unterscheiden. Ihre wichtigsten Formen sind Hepatitis A, Hepatitis B und Hepatitis C. Daneben gibt es noch Hepatitis D und E.

Bei jeder Nahrungsaufnahme und dem folgenden Verdauungsprozess sind Enzyme im Einsatz: Diese Wirkstoffe helfen dabei, Eiweiß, Fette und Zucker so zu zerlegen, dass sie der Körper im Blut aufnehmen kann.

Selbst eine so traumhaft schöne Kulisse wie dieser Palmenstrand kann manchem Urlauber in unangenehmer Erinnerung bleiben: Bei Reisen in exotische Länder muss man häufig mit verseuchtem Wasser rechnen. Trinken Sie deshalb nur abgekochtes Wasser.

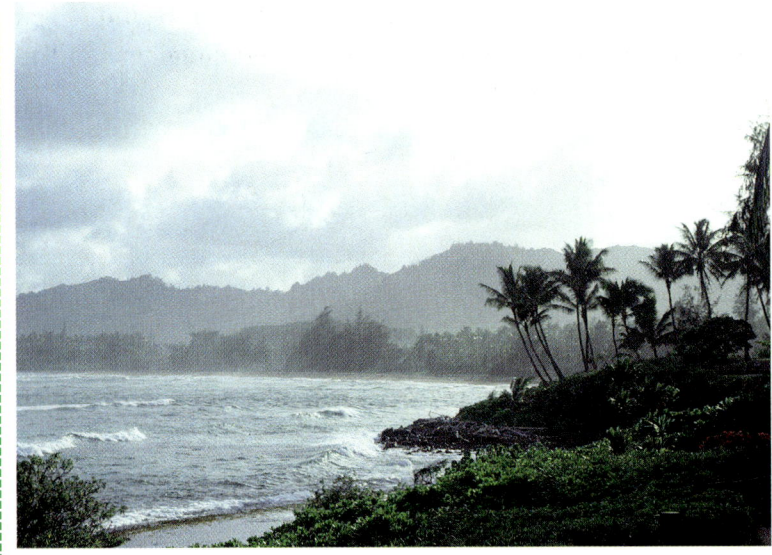

Laborwerte sind nur ein ergänzendes Instrument und eine Diagnosehilfe für Ihren Arzt. Ein Laborwert darf nicht isoliert gesehen werden, sondern nur im Zusammenspiel mit dem gesamten Organismus.

Hepatitis A

Sie ist eine typische Erkrankung nach Reisen in Länder mit schlechtem Hygienestandard. Hepatitis A wird durch infizierte Nahrungsmittel und verseuchtes Wasser übertragen. Sie heilt aus. Eine chronische Form ist nicht bekannt, eine Schutzimpfung möglich.

Hepatitis B

Diese Form der Leberentzündung wird vor allem durch Körperflüssigkeiten wie Blut, Speichel und Samenflüssigkeit übertragen. Risikogruppen sind Bluterkranke, Drogenabhängige und Menschen mit häufig wechselnden Sexualpartnern, aber ebenso medizinisches Personal. In etwa zehn Prozent der Fälle wird Hepatitis B chronisch, eine Impfung ist möglich.

Hepatitis C

Diese Erkrankung der Leber wird in etwa 20 Prozent der Fälle chronisch. Die Übertragungswege und Risikogruppen entsprechen der von Hepatitis B. Ein Nachweis von Hepatitis C im Labor ist erst nach mehreren Monaten und eingehenden Untersuchungen und Tests möglich.

Der Herzinfarkt

Besteht der Verdacht auf einen Herzinfarkt, stützt sich der Arzt auf zwei Diagnosepfeiler: das EKG und die Laboruntersuchung von Herzenzymen.

Nachweis eines Herzinfarkts im Blut

Bei einem Herzinfarkt sterben enorm viele Herzmuskelzellen ab; dadurch werden bestimmte Enzyme freigesetzt, die ins Blut gelangen und im Labor nachgewiesen werden können. Wichtige Laboruntersuchungen bei Verdacht auf Herzinfarkt sind:

* Myoglobin
* Kreatininkinase (Gesamt-CK und CK-MB)
* GOT
* LDH
* Schnelltest

Ein Herzinfarkt kann wie ein Schlaganfall die Folge von Gefäßverkalkungen sein und zählt in den westlichen Ländern zu den häufigsten Todesursachen.

Myoglobinwerte
Normalwert: < 65 µg/ml
Bei einem akuten Herzinfarkt sind die Myoglobinwerte spätestens zwei Stunden nach Beginn der Herzbeschwerden erhöht.

Kreatininkinase (Gesamt-CK und CK-MB)
Das Enzym steigt einige Stunden nach dem Herzinfarkt bis auf Werte von 1000 IE/l an und bleibt einige Zeit im Blut nachweisbar. Weil sich erhöhte Werte auch bei Sportlern und nach Injektionen in den Muskeln finden, wird die Kreatininkinase in Untergruppen aufgeteilt, in denen eine Herzschädigung eindeutiger nachgewiesen werden kann. Wichtig ist der CK-MB-

Wert, denn bei einem Herzinfarkt liegt der CK-MB-Anteil im Blut über sechs Prozent des Gesamt-CK-Wertes.

NORMALWERT

CK-Normalwerte:	Männer 10–80 IE/l
	Frauen 10–70 IE/l
CK-MB-Normalwert:	< 5 %

GOT-Werte

Normalwert: Männer bis 19 U/l
Frauen bis 15 U/l

Große Bedeutung haben die GOT-Werte neben der Herzinfarktdiagnose auch für die Früherkennung von Leber- und Gallenerkrankungen.

Das Enzym GOT (Glutamat-Oxalazetat-Transaminase) ist bei einem frischen Herzinfarkt deutlich erhöht.

LDH-Werte

Normalwert: 80–240 IE/l

Für die Verlaufskontrolle und zur Spätdiagnose des Herzinfarkts ist das Enzym LDH (Laktat-Dehydrogenase) wichtig, da es erst mehrere Tage nach dem Infarkt ansteigt.

Die LDH-Werte sind auch bei Erkrankungen der Muskulatur und bei einer Leberentzündung (Hepatitis) erhöht.

SCHNELLTEST BEI VERDACHT AUF HERZINFARKT

Eine bedeutende medizinische Weiterentwicklung ist der Schnelltest. Innerhalb von 15 Minuten kann bei Verdacht auf Herzinfarkt festgestellt werden, ob das Herzenzym Troponin T im Blut vorhanden ist. Dieses Vorgehen schafft Gewissheit und ermöglicht eine schnelle Versorgung des Herzinfarktpatienten. Im Blut Gesunder ist dieses Enzym nicht nachweisbar.

Nierenerkrankungen

Die Nieren sind für die Bildung von Harn zuständig und sie reinigen das Blut von Giftstoffen und Stoffwechselabbauprodukten. Durch die Ausscheidung von Salzen und Wasser regulieren diese Organe den Flüssigkeitshaushalt des Körpers. Wird ihr Ausfall nicht behandelt, führt dies zum Tode.

ÜBERPRÜFUNG DER NIERENFUNKTION – LABORBASISPROGRAMM

* Kreatinin
* Kreatinin-Clearance
* Harnstoff
* Harnsäure
* Untersuchungen des Urins

Die Nieren haben die Aufgabe, das Blut zu reinigen. Abfallstoffe, die dabei entstehen, werden mit dem Urin ausgeschieden. Täglich scheidet der Körper ungefähr 1,5 Liter Urin aus.

Störung der Ausscheidungsfunktion

Kreatinin, Harnstoff und Harnsäure sind Abbauprodukte, die täglich bei verschiedenen Stoffwechselprozessen anfallen und über die Nieren ausgeschieden werden. Kreatinin und Harnstoff entstehen beim Muskel- und Eiweißstoffwechsel, Harnsäure beim Purinstoffwechsel.

Bei einer Ausscheidungsschwäche der Niere werden diese Abbauprodukte nicht mehr genügend ausgeschieden und reichern sich vermehrt im Blut an. Um eine Vergiftung zu verhindern, ist dann eine Blutwäsche (Dialyse) unerlässlich.

Auch Veränderungen der Elektrolyte im Blut – insbesondere eine Erhöhung des Kaliumwertes – weisen auf eine Störung der Nieren hin.

Kreatinin

Normalwert: Männer 0,6–1,4 mg/dl
Frauen 0,6–1,2 mg/dl

Der Kreatininspiegel ist ein Maßstab für die Filterleistung der Nieren. Bereits eine geringe Erhöhung des Wertes im Blut ist

Der Kreatininwert im Blutplasma hängt davon ab, wie die Nieren arbeiten. Daneben beeinflusst auch die Muskelmasse diesen Wert.

ein Hinweis auf eine eingeschränkte Nierenfunktion. Allerdings steigen die Werte erst dann im Blut an, wenn mehr als die Hälfte der Nierenfilter geschädigt sind. Der Kreatininwert hat daher wenig Aussagekraft bei der Frühdiagnose von Nierenerkrankungen; er dient hingegen vor allem als Verlaufskontrolle bei eingeschränkter Nierenfunktion.

Kreatinin-Clearance

Diese Untersuchung wird vorgenommen, wenn der Verdacht auf eine Nierenerkrankung besteht, der vorher ermittelte Kreatininwert aber noch im Normalbereich liegt.

Dabei wird Kreatinin sowohl im Blut bestimmt als auch einen Tag lang im Urin gemessen (24-Stunden-Urin). Aus diesen beiden Proben kann der Arzt errechnen, wie viel Blut in einer Minute von Kreatinin gereinigt werden kann. Dieser Wert ist altersabhängig und sinkt mit zunehmendem Alter etwas ab.

Ein guter Arzt wird seinen Patienten gründlich über notwendige Behandlungsschritte aufklären und ihm, soweit möglich und sinnvoll, erklären, welche Blut- oder Laboruntersuchungen notwendig sind.

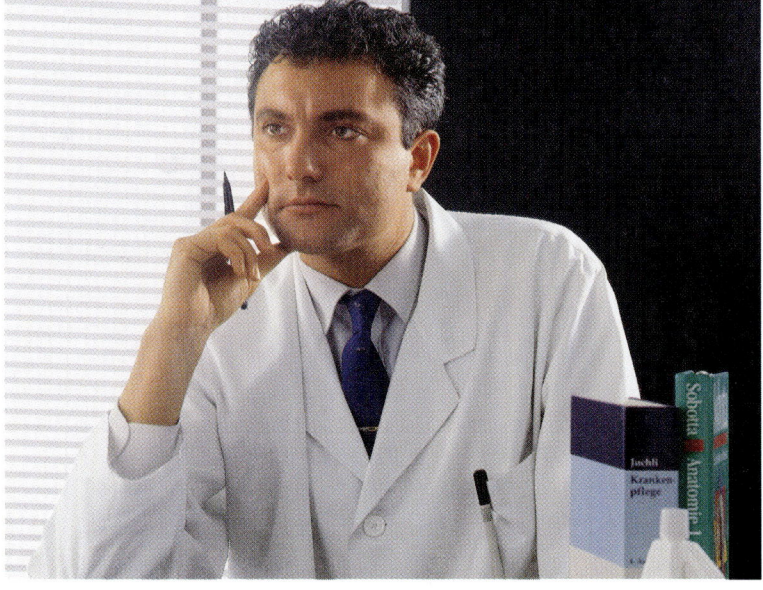

Harnstoff
Normalwert: 10–50 mg/dl

Harnstoff ist das Abbauprodukt des Eiweißstoffwechsels. Pro Tag bildet der Körper etwa 20 bis 25 Gramm Harnstoff. Bei einer eingeschränkten Funktion der Nieren reichert sich Harnstoff vermehrt im Blut an.

Die Ermittlung des Harnstoffspiegels dient zur Überwachung von Patienten mit chronischer Nierenschwäche. Steigt der Wert in kurzer Zeit an, kann eine Blutwäsche notwendig werden. Erhöhte Harnstoffwerte können die Folge von schweren Infektionen oder Gefäßverschlüssen sein.

Harnsäure
Normalwert: Männer 2,0–7,0 mg/dl
Frauen 2,0–5,7 mg/dl

Das Stoffwechselendprodukt Harnsäure entsteht beim Abbau von Zellkernen (Purine). Die größte Bedeutung hat der Harnsäurewert bei einer Erkrankung an Gicht; aber auch bei der Überprüfung der Nierenfunktion wird der Harnsäurewert routinemäßig bestimmt.

Auch Urinuntersuchungen spielen eine zentrale Rolle bei der Überprüfung der Nieren (siehe Seite 118ff.).

Eiweißunterversorgung hat niedrige Harnstoffwerte zur Folge. Achten Sie deshalb auf eine eiweißreiche Ernährung mit Gemüse, Fisch, Getreide, Nüssen, Äpfeln und Zitrusfrüchten.

Beschwerden von Magen, Darm und Bauchspeicheldrüse

Labortests sind bei einem Verdacht auf Magen-Darm-Erkrankungen immer nur Teil einer Gesamtuntersuchung. Damit sich der Arzt ein vollständiges Urteil bilden kann, müssen noch andere Verfahren herangezogen werden. Besondere Bedeutung hat in den letzten Jahren die Endoskopie, die Spiegelung von Magen und Darm, erlangt. Dabei können zudem gleichzeitig Magensaft und Gewebeproben entnommen werden.

**Die Bauchspei-
cheldrüse produ-
ziert jeden Tag bis
zu zwei Liter Pank-
reassaft, eine
Flüssigkeit, die
von großer Bedeu-
tung für unsere
Verdauung ist. Die
Bauchspeicheldrü-
se scheidet den
Saft aus, der in
den Darm gelangt,
wo die in ihm ent-
haltenen Enzyme
aktiviert werden.**

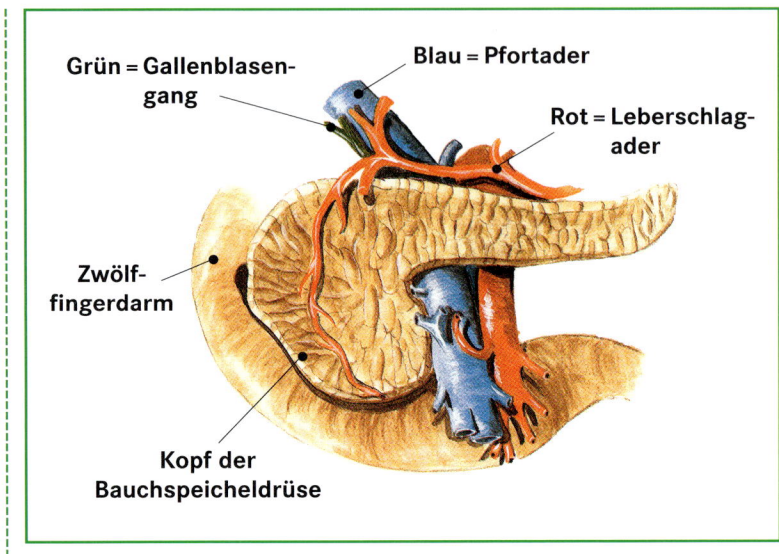

Grün = Gallenblasen-
gang

Blau = Pfortader

Rot = Leberschlag-
ader

Zwölf-
fingerdarm

Kopf der
Bauchspeicheldrüse

Der Magen

Entzündungen der Magenschleimhaut (Gastritis) und Magen-Darm-Geschwüre treten sehr häufig auf. Während man früher eine erhöhte Säureproduktion dafür verantwortlich machte, weiß man heute, dass Bakterien die eigentliche Ursache sind. Es handelt sich dabei um eine Infektion mit dem Erreger Helicobacter pylori, der im Magensaft vorkommt und damit im Labor nachweisbar ist.

Einfacher und unkomplizierter ist die Diagnose mithilfe eines speziellen Atemtests, denn in der Luft, die ausgeatmet wird lassen sich die Bakterien bzw. deren Abbauprodukte nachweisen.

*Der Erreger Helico-
bacter pylori, der
sich in der Magen-
schleimhaut ansie-
delt, wurde erst vor
wenigen Jahren
entdeckt. Er wird
u. a. für die Entste-
hung von Magen-
geschwüren und
Magenkrebs verant-
wortlich gemacht.*

Die Bauchspeicheldrüse

Die Bauchspeicheldrüse (Pankreas) liegt hinter dem Magen im linken Oberbauch. Sie ist die bedeutendste Verdauungsdrüse des Körpers und produziert gleichzeitig das Hormon Insulin, das für den Zuckerstoffwechsel unbedingt benötigt wird.

Die wichtigsten Enzyme der Bauchspeicheldrüse sind:

* Alpha-Amylase: für die Kohlenhydratverdauung
* Lipase: für die Fettverdauung
* Trypsin und Chymotrypsin: für die Eiweißverdauung

Basislaborprogramm zur Untersuchung der Bauchspeicheldrüse

Normalwert: Lipase   < 190 U/l
Alpha-Amylase < 120 IE/l

Bei Verdacht auf eine Erkrankung der Bauchspeicheldrüse werden sowohl die Enzyme Lipase und Alpha-Amylase im Blut bestimmt als auch die Insulinproduktion überprüft. Das Enzym Chymotrypsin dagegen wird im Stuhl untersucht.

Entzündung der Bauchspeicheldrüse

Bei einer Entzündung der Bauchspeicheldrüse sind die Lipase- und Alpha-Amylase-Werte stark erhöht; nicht selten ist auch ein Blutzuckeranstieg messbar.

Die häufigsten Ursachen für eine Entzündung der Bauchspeicheldrüse sind Alkoholmissbrauch und Gallenwegserkrankungen. Ergänzende Stuhluntersuchungen wie die Fettbestimmung im Stuhl und die Bestimmung von Chymotrypsin geben Hinweise darauf, ob ein Enzymmangel der Bauchspeicheldrüse vorliegt.

Bei Verdacht auf Magen-Darm-Erkrankungen spielt die Stuhldiagnostik stets eine wichtige Rolle (siehe Seite 126f.).

Was Bauchspeicheldrüse und Galle verbindet

Galle und Bauchspeicheldrüse (Pankreas) haben einen gemeinsamen Ausgang zum Darm, durch den sie Gallenflüssigkeit und Verdauungssäfte abgeben. Bei einer Erkrankung bzw. einem Verschluss der Gallenwege, z. B. durch Steine, sind beide Wege versperrt.

Die Bauchspeicheldrüse (Pankreas) ist die wichtigste Verdauungsdrüse unseres Körpers. Mit dem Pankreasfunktionstest überprüft der Arzt den Funktionszustand der Bauchspeicheldrüse.

Dies bleibt für die Bauchspeicheldrüse nicht folgenlos, da jetzt auch ihr Abfluss gestört ist. Stauungen und Entzündungen können sich entwickeln. Umgekehrt können auch Pankreaserkrankungen zu Störungen der Gallenfunktion führen.

Nachweis von Entzündungen

Eiweiß dient unserem Körper als Aufbaustoff und führt ihm die lebenswichtigen Aminosäuren zu. Dafür muss täglich die Mindestmenge von einem Gramm Eiweiß pro Kilogramm Körpergewicht mit der Nahrung aufgenommen werden.

Um einer Entzündung im Körper auf die Spur zu kommen, ist im Labor die Bestimmung von Blutkörperchensenkung (BKS), Leukozyten und Elektrophorese der erste Schritt. Erhöhte Werte bei diesen Untersuchungen weisen nur allgemein auf eine Entzündung hin, liefern jedoch keine Aussagen über den Ort der Entzündung. Akute und chronische Entzündungen verändern die Zusammensetzung der Bluteiweiße (Normalwert: 66 bis 86 Gramm pro Liter). Diese wird mit einer Serum-Eiweiß-Elektrophorese ermittelt.

Die Bluteiweiße und die Elektrophorese

Sie setzen sich aus verschiedenen Aminosäuren zusammen und können mithilfe der Elektrophorese in fünf Gruppen getrennt und aufgeschlüsselt werden. Bei der Elektrophorese werden die unterschiedlichen Wanderungsgeschwindigkeiten der Eiweiße in einem elektrischen Feld sichtbar gemacht. Bei akuten und chronischen Entzündungen verändern sich Menge und Form der Eiweißgruppen.

Die Eiweißgruppen in der Elektrophorese

Durch die Elektrophorese lassen sich die Bluteiweiße in verschiedene Untergruppen auftrennen.

Die größte Gruppe der Bluteiweiße sind Albumine (60 bis 68 Prozent), ihr Normalwert liegt bei 40 bis 50 Gramm pro Liter. Die Albumine sind bei chronischem Eiweißmangel vermindert. Die übrigen Eiweiße werden als Globuline bezeichnet:

✳ Alpha 1-Globulin (zwei bis vier Prozent) – bei akuten Entzündungen erhöht

✳ Alpha 2-Globulin (vier bis acht Prozent) – bei akuten Entzündungen erhöht

✳ Beta-Globulin (sieben bis elf Prozent) – bei Fettstoffwechselstörungen erhöht

✳ Gamma-Globulin (12 bis 18 Prozent) – dieses Eiweiß wird auch als Immunglobulin bezeichnet, denn es enthält die Abwehrstoffe unseres Organismus. Bei chronischen Entzündungen und Lebererkrankungen sind die Werte erhöht.

Die Bluteiweiß-Veränderungen sind Frühwarnsignale des Körpers. Verändert sich der Normalwert ihrer Zusammensetzung, befindet sich im Körper ein Entzündungsherd.

Das Entzündungsprotein – C-reaktives Protein (CRP)

Normalwert: bis 10 mg/l

Zum Nachweis einer akuten Entzündung, die nicht lokal begrenzt ist, genügt dem Arzt ein aussagekräftiger Laborwert: das so genannte C-reaktive Protein. Bei akuten bakteriellen Infektionen, Viruserkrankungen, rheumatischen Erkrankungen sowie bei Tumoren sind die Werte dieses Proteins erhöht.

Unter dem Elektronenmikroskop betrachtete Viren, die in diesem Fall eine Erkrankung der Atemwege verursacht haben.

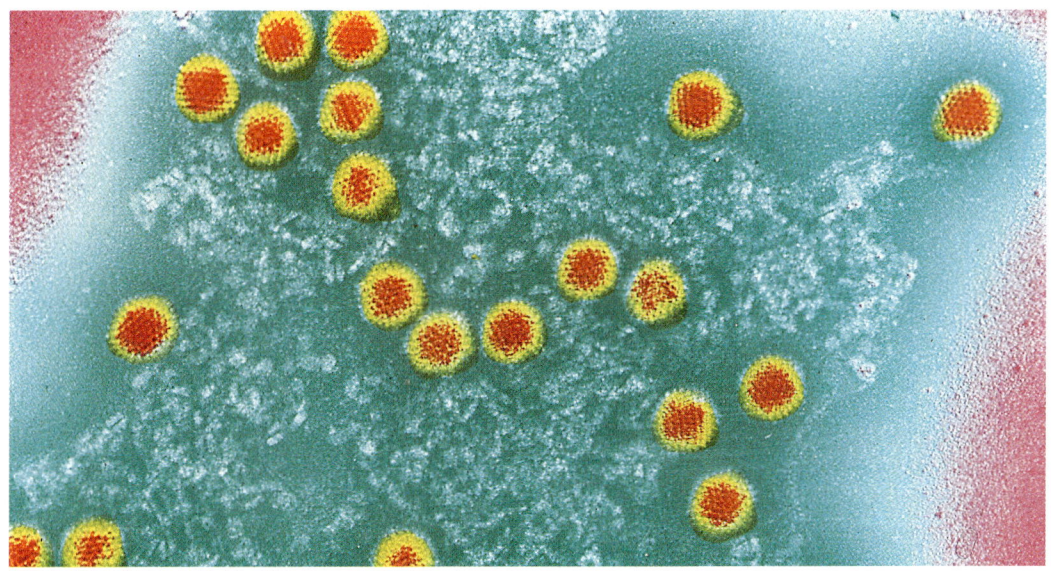

*Rheumatische Er-
krankungen sind
weit verbreitet.
Meistens betreffen
sie die Gelenke;
dabei entzündet
sich der Innenteil
der Gelenkkapsel,
Bewegungen
werden sehr
schmerzhaft.*

Da der Wert schnell auf Veränderungen reagiert, ist er ideal zur Überwachung und Verlaufskontrolle der Erkrankung. CRP steigt etwa zehn Stunden nach Ausbruch einer Entzündung an; bei schweren Erkrankungen ist ein Anstieg bis auf das Tausendfache möglich.

Nachweis von Rheumaerkrankungen

Der Begriff »Rheuma« kommt aus dem Griechischen und bezeichnet den fließenden, ziehenden Schmerz, der typisch für viele rheumatische Erkrankungen ist. Heute wird »Rheuma« als Sammelbegriff für alle möglichen Schmerzzustände der Gelenke benutzt, deren Ursachen und Beschwerden oft wenig Übereinstimmungen aufweisen.

Allgemein wird zwischen degenerativen Gelenkbeschwerden, die aufgrund von Abnutzungserscheinungen entstehen, und entzündlichen Gelenkerkrankungen unterschieden.

**Dieser Anblick ist
wohl fast jedem
Patienten ver-
traut: Blutproben,
die für die Labor-
untersuchung in
Reagenzgläser ge-
füllt werden.
Wussten Sie aber
auch, dass man
Gelenkerkrankun-
gen im Blut nach-
weisen kann?**

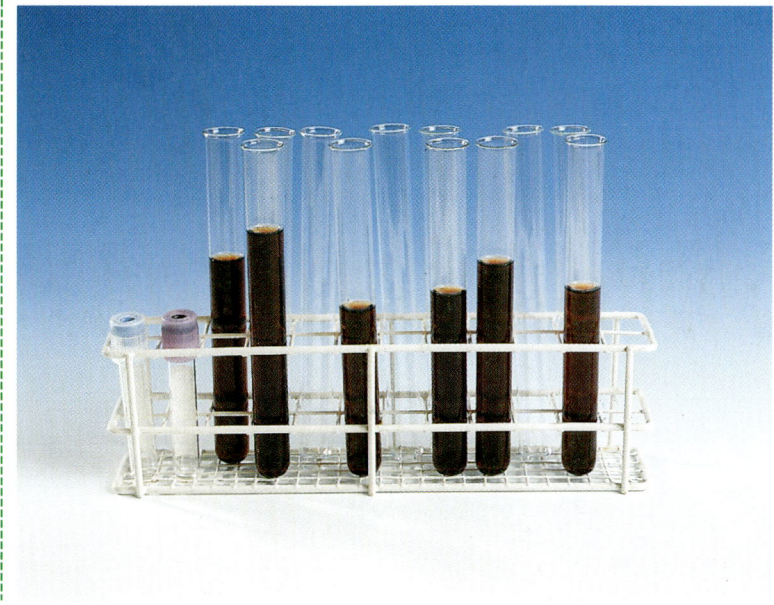

Die Ursachen rheumatischer Erkrankungen reichen von Stoffwechselstörungen über Infekte bis hin zu Autoimmunerkrankungen. Häufigste rheumatische Erkrankung ist die chronische Polyarthritis (cP), auch rheumatoide Arthritis, die alle Gelenke befallen kann. Bei dieser Autoimmunerkrankung werden durch eine Fehlsteuerung die körpereigenen Gelenke als fremd registriert und bekämpft.

Laboruntersuchungen zur Erkennung von Rheuma

* Blutbild
* Entzündungswerte: Blutsenkung, Elektrophorese und C-reaktives Protein (CRP). Diese Laborwerte sind wichtige Unterscheidungshilfen, ob eine entzündliche oder eine degenerative Erkrankung vorliegt
* Rheumafaktoren
* HLA-Antigene
* ANA (Antinukleäre Antikörper)
* Antistreptolysin-Titer – bei Verdacht auf rheumatisches Fieber
* Urinuntersuchungen
* Harnsäure – bei Verdacht auf Gicht
* Laboruntersuchung der Gelenkflüssigkeit – bei Verdacht auf bakterielle Erreger

Bei zahlreichen rheumatischen Erkrankungen sind keinerlei Rheumafaktoren im Blut des Patienten nachweisbar.

Nachweis von Antikörpern

Der Nachweis bestimmter Antikörper, Eiweißstoffe, die auf eine Störung des Immunsystems hindeuten, weist auf eine Autoimmunerkrankung hin. Diese Untersuchung ist eine wichtige Diagnosemethode bei rheumatischen Erkrankungen.

Ermittlung der Rheumafaktoren

Rheumafaktoren (RF) sind Antikörper gegen körpereigene IgG-Moleküle. Bei 70 bis 80 Prozent der Patienten mit rheumatoider Arthritis lassen sie sich nachweisen, allerdings auch bei fünf Prozent der Gesunden. Mit zunehmendem Alter steigen die Werte auch bei Gesunden noch an und verlieren dadurch an Aussagekraft.

Der Nachweis von Rheumafaktoren im Blut ist kein Beweis für eine Erkrankung, sondern er dient dem Arzt lediglich als Orientierung und diagnostischer Hinweis.

HLA-Antigene

Normalwert: negativ (= nicht nachweisbar)

HLA ist eine Gewebeeigenschaft, die vererbt wird. In der Rheumadiagnostik spielt das HLA-B27-Antigen bei der bechterewschen Krankheit, die hauptsächlich die Wirbelsäule befällt, eine wichtige Rolle. Man hat bei mehr als 90 Prozent der Bechterew-Patienten das Antigen nachgewiesen. Auch bei fünf Prozent der Gesunden ist der Wert positiv.

Der ANA-Test

Normalwert: negativ (= nicht vorhanden)

Auch bei ANA (Antinukleäre Antikörper) handelt es sich um einen Test, der Antikörper nachweist. Diese Antikörper richten sich gegen Teile der körpereigenen Zellkerne. ANA sind bei bestimmten Autoimmunerkrankungen nachweisbar. Bei chronischer Polyarthritis fällt der Test in etwa 35 Prozent aller Fälle positiv aus.

ANA kann aber auch bei nichtrheumatischen Erkrankungen wie Leberzirrhose auftreten.

WAS BEDEUTEN RHEUMAFAKTOREN?

Dieser Begriff legt nahe, dass diese Stoffe nur bei Rheumakranken auftreten. Das trifft aber leider nicht zu. Zwar finden sich die Antikörper bei Patienten mit einer bestimmten Krankheit häufiger als bei Gesunden, sind aber nicht zwingend mit dieser Erkrankung verbunden, d.h., sie sind nicht zielführend.

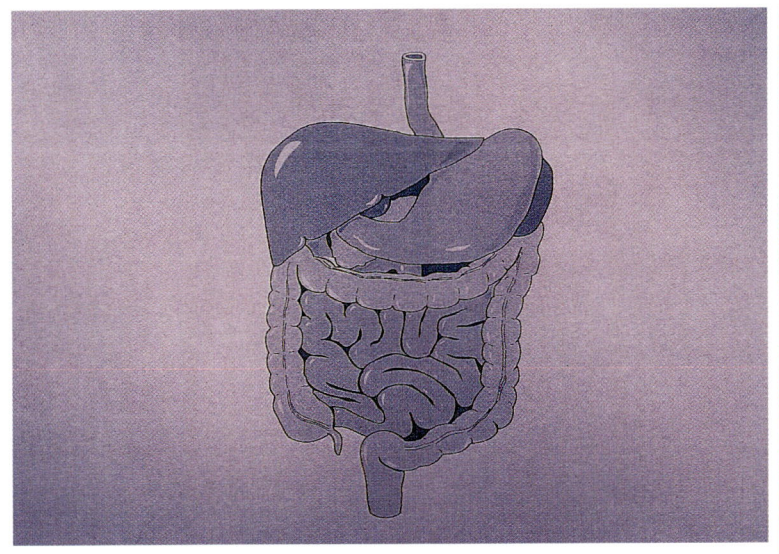

Wenn der Verdacht auf eine rheumatische Erkrankung besteht, werden mehrere Laboruntersuchungen durchgeführt. So wird das Blutbild erstellt und auf die so genannten HLA-Antigene untersucht. Bei Störungen kann es zu einer Leberzirrhose kommen.

Das ASL-Titer-Testverfahren

Normalwert: < 200 U/l

ASL(Anti-Streptolysin)-Titer dient dem Nachweis einer früheren oder noch bestehenden Infektion mit Streptokokken. Diese Bakterien rufen eitrige Entzündungen hervor, z. B. können sie Ursache einer Mandelentzündung sein. Werden diese Infektionen nicht richtig auskuriert, können schwere Zweiterkrankungen mit rheumatischen Beschwerden die Folge sein. Dazu gehört auch das rheumatische Fieber. In diesem Fall ist der ASL-Titer im Blut erhöht.

Untersuchungen bei Knochen- und Gelenkerkrankungen

Wichtigster Bestandteil der Knochen ist der Mineralstoff Kalzium, der vor allem in Verbindung mit Phosphor als Kalziumphosphat vorliegt. Diese Mineralien bestimmen maßgeblich die Härte und Stabilität des Knochen. Der Kalziumhaushalt des

ACHTUNG

Wegen der Gefahr einer Streptokokken-Zweiterkrankung müssen die vom Arzt verordneten Antibiotika ausreichend lange eingenommen werden. Nach Besserung der Beschwerden nicht einfach absetzen!

Körpers wird hormonell reguliert durch das in der Nebenschilddrüse gebildete Parathormon, das in der Schilddrüse gebildete Kalzitonin und Vitamin D, das unter UV-Bestrahlung in der Haut entsteht. Es fördert die Kalziumaufnahme aus der Nahrung und die Einlagerung in die Knochen.

Knochen- und Gelenkerkrankungen zählen zu den häufigsten Beschwerden im Alter. Um herauszufinden, ob es sich dabei um Verschleißerscheinungen der Gelenke, um Entzündungen oder um eine hormonell bedingte Osteoporose handelt, können Laboruntersuchungen hilfreich sein.

> ## LABORUNTERSUCHUNGEN BEI KNOCHEN- UND GELENKBESCHWERDEN
>
> * Kalzium und Phosphat
> * Alkalische Phosphatase
> * Rheumatests
>
> * Entzündungswerte: Blutsenkung, C-reaktives Protein (CRP)

Die Osteoporose

Zwischen dem 25. und dem 35. Lebensjahr werden die höchste Knochendichte und Knochenmasse erreicht. In den folgenden Jahren schwindet jährlich etwa ein Prozent der Knochenmasse.

Osteoporose (Knochenschwund) ist eine typische Alterserscheinung, die bei Männern und Frauen gleichermaßen verbreitet ist. Bei Frauen findet jedoch ein stärkerer Knochenabbau mit Beginn der Wechseljahre statt, denn bis dahin haben die Östrogene, die weiblichen Geschlechtshormone, den Abbau von Kalzium aus den Knochen verhindert. Kommt die Menopause, geht dieser natürliche Schutz verloren: Die Knochen verlieren zusehends an Stabilität und werden brüchig, Osteoporose entsteht. Die porösen Wirbel verkrümmen sich und es kann leicht zu Brüchen kommen: Die Wirbelsäule sinkt dann zusammen, und der so genannte Witwenbuckel entsteht.

Knochenschwund gehört zum normalen Alterungsprozess: Etwa ab Anfang vierzig verlieren Männer und Frauen pro Jahr zwischen 0,5 und 1 Prozent ihrer Knochenmasse. Etwa ein Viertel aller Frauen über sechzig haben eine nachweisbare Osteoporose, während Männer meist erst im hohen Alter davon betroffen sind. Auch die Anwendung von Kortison über einen längeren Zeitraum sowie chronischer Alkoholmissbrauch verstärken das Risiko, an Osteoporose zu erkranken.

Die Diagnose von Osteoporose

Die Aussagekraft von Laboruntersuchungen bei einem Verdacht auf Osteoporose ist eingeschränkt. Die Mineralien Kalzium und Phosphat sind bei dieser Erkrankung häufig nicht auffällig verändert, ein spezieller Laborwert des Knochenstoffwechsels ist die alkalische Phosphatase (AP). Im Urin lassen sich erst bei erhöhtem Knochenstoffwechsel oder Knochenabbau spezielle Substanzen nachweisen. Eine Messung der Knochendichte (Densitometrie), eine spezielle Röntgenmethode, kann genauere Hinweise geben.

Eine kalziumreiche Ernährung ist sowohl für die Vorbeugung als auch für die Therapie von Osteoporose wertvoll. Dabei können Sie nichts falsch machen, da eine Überdosierung an Kalzium über die Nahrung nicht möglich ist.

WIE KANN MAN OSTEOPOROSE VORBEUGEN?

✳ Kalziumreiche Ernährung: Milch und Milchprodukte, grüne Gemüse, Sprossen, Getreide, Nüsse und Soja. Empfehlung: 1 g Kalzium täglich, z. B. in 100 g Hartkäse

✳ Viel Bewegung: Gymnastik, Wandern, Rad fahren. Wer das schon in jungen Jahren praktiziert, hilft seinem Körper, ausreichend Knochenmasse aufzubauen.

✳ Viel frische Luft und Sonne: Das fördert die Vitamin-D-Produktion. Kalzium kann nur mit den Vitaminen A, C und D vom Darm resorbiert werden

✳ Nikotinverzicht: Rauchen behindert die Durchblutung der Knochen; das erhöht das Osteoporoserisiko

✳ Kaffeekonsum verringern: Kaffee bedingt erhöhte Kalziumausschwemmung

Der Nachweis von Allergien im Labor

Allergien sind heute fast eine Volkskrankheit. Sie können sich in Form von Hautausschlägen, tränenden Augen, Schnupfen, Unterleibskrämpfen und Atemnotfällen äußern.

Allergien sind »überschießende« Reaktionen des Immunsystems auf körperfremde Substanzen. Sie können sich in unterschiedlichen Beschwerden bemerkbar machen. Dazu gehören insbesondere Heuschnupfen, Atemnot, Asthma oder Hautausschläge.

Allergietests können sowohl auf der Haut als auch bei einer Blutuntersuchung vorgenommen werden.

Auf der Haut

Zum Nachweis einer Allergie werden spezielle Hauttests durchgeführt:

* Der Prick-Test (Hautstichtest)

Dabei wird der verdächtige Stoff oberflächlich in die Haut, meist an der Innenseite des Unterarms, eingebracht und die Reaktion darauf abgewartet. Eine Rötung oder Schwellung deutet auf eine mögliche Unverträglichkeit hin.

Das Ergebnis bei diesem Prick-Test ist eindeutig positiv. Um mit dieser Methode Allergien herauszufinden, wird eine winzige Menge des möglicherweise allergieauslösenden Stoffs in die Haut eingebracht. Färbt sich diese oder tritt eine Schwellung ein, ist der Patient auf den jeweiligen Stoff möglicherweise allergisch.

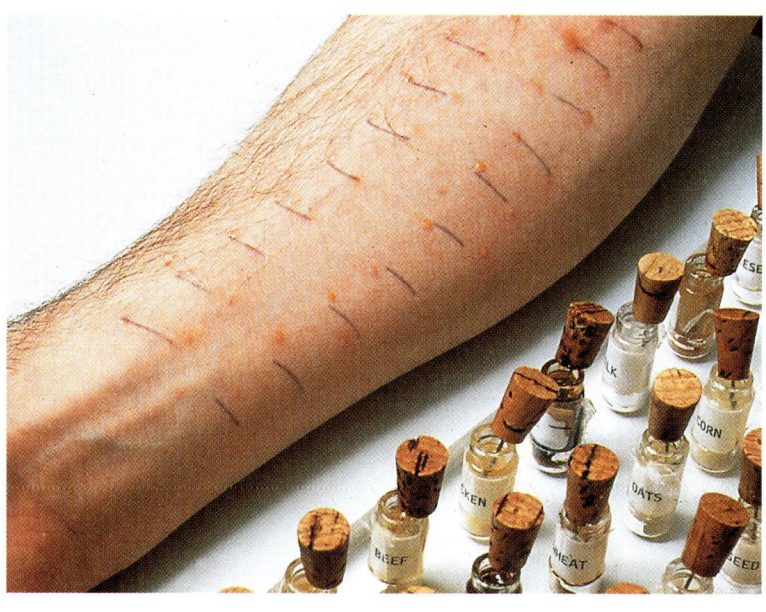

WICHTIGE LABORUNTERSUCHUNGEN BEI ALLERGIEVERDACHT

* Blutbild
* Bestimmung der eosinophilen Leukozyten
* Blutsenkung
* Spezialtests: RIST und RAST

* Der Epikutantest
Dabei werden Pflaster mit Testsubstanzen auf dem Rücken angebracht. Dieser Test dient dem Nachweis von allergischen Hauterkrankungen, z. B. Kontaktekzem.

Im Blut

Im Labor lassen sich bereits geringe Mengen von Antikörpern, die Allergien hervorrufen, genau bestimmen. Kennzeichen einer allergischen Reaktion im Blut sind die Bildung von Immunglobulinen, besonders Immunglobulin-E (IgE).

Der RIST-Test

Normalwert: Gesamt-IgE > 100 U/l

Mit dem Radio-Immuno-Sorbent-Test wird die Gesamtkonzentration von Immunglubolin-E im Blut gemessen; d. h. die Menge der Antikörper, die für eine Allergie mitverantwortlich sind.

Liegt der Gesamt-IgE-Spiegel unter einer bestimmten Konzentration, sind Allergien eher unwahrscheinlich, ist der IgE-Spiegel sehr hoch, deutet das häufig auf Neurodermitis hin.

Der RAST-Test

Wenn der RIST-Test positiv ausgefallen ist, d. h. eine hohe IgE-Konzentration im Blut vorliegt, wird der RAST-Test durchgeführt. Er dient der Feststellung einzelner Allergene. RAST bedeutet Radio-Allergo-Sorbent-Test. Gemessen wird dabei die IgE-Menge gegen bestimmte Allergene.

Jeder Allergiepatient erhält einen Allergiepass, den er für eventuelle Notfälle immer bei sich tragen sollte.

Bedeutung der Tests bei Allergien

Diese Tests können nur Orientierungshilfen sein, denn ihre Ergebnisse geben keine absolute Sicherheit und sind nur im Zusammenhang mit der individuellen Krankengeschichte zu interpretieren.

Die Suche nach der allergenen Substanz kann für den Arzt zur Detektivarbeit werden. Hier ist er im hohen Maß auf Ihre Mithilfe angewiesen. Berichten Sie ihm detailliert, mit welchen Stoffen Sie in Kontakt kommen. Häufig handelt es sich um eine berufsbedingte Allergie.

Nahezu jeder Stoff kann eine Allergie auslösen; oft gleicht die Suche nach dem Auslöser einem komplizierten Detektivspiel. Das Abwehrsystem bei Allergikern reagiert übertrieben und an sich harmlose Stoffe wie Blütenpollen oder Nahrungsmittel werden attackiert, als würde es sich um gefährliche Krankheitserreger handeln. Jeder Dritte, so wird mittlerweile geschätzt, ist hier zu Lande von einer Allergie betroffen – Tendenz steigend.

Die Allergensuche gestaltet sich zwischenzeitlich immer schwieriger, da wir täglich mit unzähligen Reizstoffen aus Luft, Wasser und Nahrungsmitteln in Kontakt kommen. Einzelne Allergene sind zwar eingehend untersucht, aber über ihr Zusammenwirken im Körper ist noch wenig bekannt.

Hilfe bei Allergien

* Allergen meiden (wenn möglich)
* Möglichst keine Teppichböden in der Wohnung
* Mikrofilter im Staubsauger
* So genannte Staubfänger wie schwere Vorhänge, Federbetten, offene Bücherregale usw. vermeiden
* Keine Blumen und Pflanzen im Schlafzimmer
* Kleidungsstücke vor dem ersten Tragen waschen
* Sport treiben – das stärkt das Immunsystem

Nachweis von Nahrungsmittelallergien

Allergische Reaktionen hängen oft mit dem Verzehr bestimmter Lebensmittel zusammen. Nicht in allen Fällen gelingt es jedoch, das Allergen im Labor ausfindig zu machen. Dann können spezielle Ernährungstests weiterhelfen: Bei der so genannten Auslassdiät beschränkt sich der Betroffene zunächst auf wenige, ausgewählte Nahrungsmittel, um die Verträglichkeit zu testen. Schrittweise werden dann nach und nach weitere Lebensmittel gegessen. Jede Reaktion ist genau zu beobachten; bei einer Verschlimmerung der Beschwerden wird das Nahrungsmittel weggelassen.

Bei der Provokationsdiät werden dagegen verdächtige Nahrungsmittel – unter Aufsicht des Arztes – verabreicht und die Wirkung beobachtet.

Etwa 90 Prozent aller Nahrungsmittelallergien sind auf folgende Nahrungsmittel zurückzuführen:

* Milch und Milchprodukte
* Eier, besonders Eiklar
* Zitrusfrüchte und Kiwis
* Meeresfrüchte und Fisch
* Getreide (Weizen) und Nüsse

Wenn sich durch Selbstbeobachtung Verdachtsmomente auf eine Unverträglichkeit bestimmter Nahrungsmittel ergeben, sollte dies mittels Nahrungsauslassdiät überprüft werden. Ziehen Sie jedenfalls einen Arzt zurate!

Auch wenn dieses Büffett noch so appetitlich aussieht – wer zu Nahrungsmittelallergien neigt, sollte beim Verzehr von Fisch und Meeresfrüchten vorsichtig sein, denn sie lösen bei vielen Menschen allergische Reaktionen aus.

Erkennung von Tumoren

Als Geschwülste (Tumoren) wird das übermäßige Wuchern von körpereigenem Gewebe bezeichnet.

Tumormarker sind ein unentbehrliches Diagnoseinstrument für den Arzt, da sie ihm innerhalb kürzester Zeit einen Hinweis auf eine Erkrankung geben. Mithilfe dieser Informationen kann der Arzt die richtige und erfolgversprechendste Therapie für den Patienten wählen.

Gutartige Tumoren sind gegen das Nachbargewebe klar abgegrenzt und wachsen eher langsam, bösartige Tumoren (Krebsgeschwülste) wachsen dagegen schnell, sind aggressiv und zerstören das gesunde Gewebe. Ein besonderes Merkmal von Krebs ist die Bildung weiterer Geschwülste an anderen Stellen im Körper, so genannte Tochtergeschwülste oder Metastasen.

Tumormarker

Tumormarker sind Substanzen (Eiweißstoffe) im Blut oder Urin, die bei gesunden Menschen nicht oder nur in geringen Mengen vorhanden sind. Sie werden direkt von den Tumorzellen oder von Körperzellen gebildet, die durch den Tumor beeinflusst sind.

Tumormarker zur Untersuchung des Verlaufs von Tumorerkrankungen

✳ AFP (Alpha-Fetoprotein): tritt vermehrt bei Leber-, Hoden- und Eierstocktumoren auf. AFP wird vom Fetus ab der vierten Schwangerschaftswoche produziert und kann im Blut und im Fruchtwasser der Mutter nachgewiesen werden. Hohe Werte weisen auf Missbildungen hin

✳ CEA (Carcinoembryonales Antigen): vermehrt bei Tumoren im Darm, in der Lunge und der weiblichen Brust; erhöhte Werte werden auch bei Rauchern festgestellt

✳ HCG (Humanes Choriongonadotropin): erhöhte Werte bei Tumoren der Eierstöcke und Hoden

✳ PAP (Prostataspezifische saure Phosphatase) und PSA (Prostataspezifisches Antigen): erhöhte Werte bei Prostatakrebs sowie bei gutartigen Prostataveränderungen

114

* NSE (Neuron-Spezifische Enolase): erhöhte Werte bei Bronchialtumoren
* SCC (Squamous Cell Carcinoma Antigen): erhöhte Werte bei Tumoren der Gebärmutter, der Speiseröhre, der Lunge und im Hals-Nasen-Ohren-Bereich. Bei Patienten mit Nieren- und Lebererkrankungen sind gegebenenfalls auch erhöhte SCC-Werte möglich
* TG (Thyreoglobulin): treten vermehrt bei Tumoren der Schilddrüse auf
* CA 19-9: erhöhte Werte bei Tumoren von Bauchspeicheldrüse, Magen oder Darm
* CA 15-3: erhöhte Werte bei Tumoren der weiblichen Brust; auch bei Gesunden sind erhöhte Werte nachweisbar

Bedeutung und Grenzen der Tumormarker

* Besonderen Stellenwert haben die Tumormarker im Rahmen der Therapie- und Verlaufskontrolle bösartiger Erkrankungen, z. B. nach Operationen
* Nicht für alle Tumoren ist bislang ein Tumormarker identifiziert oder bekannt
* Von wenigen Ausnahmen abgesehen, können Tumormarker nicht ausschließlich einem speziellen Organ zugeordnet werden
* Auch bei vielen gutartigen Erkrankungen können die Tumormarker leicht bis mäßig erhöht sein, z. B. bei Leberzirrhose, chronischen Darmentzündungen oder sogar bei starkem Rauchen
* Das Fehlen eines Tumormarkers lässt eine Krebserkrankung nicht sicher ausschließen – zu Beginn einer Erkrankung sind oft Normalwerte messbar

Nach einer erfolgreich durchgeführten Tumortherapie fällt der Tumormarker wieder in den entsprechenden Normalbereich zurück.

Tumormarker werden nicht nur zum Aufspüren von Tumorkrankheiten verwendet. Vor allem nach Tumoroperationen sind sie für den Arzt eine große Hilfe um festzustellen, wie der Körper auf die Operation und die Nachbehandlung reagiert.

Immunschwächekrankheit Aids

Aids (Acquired Immune Deficiency Syndrome = erworbenes Immunschwächesyndrom) ist die Folge einer Infektion mit dem HI-Virus (HIV = Human Immunodeficiency Virus). Die Viren zerstören die T-Helferzellen und es entwickelt sich eine Abwehrschwäche, die zu erhöhter Anfälligkeit gegenüber sonst ungefährlichen Krankheitserregern führt. So kann beispielsweise ein harmloses Erkältungsvirus bei einem HIV-Infizierten schwere Entzündungen hervorrufen, da der natürliche Schutz des Körpers gegen diese Keime fehlt. Im Laufe der Aidserkrankung bricht das Immunsystem des Körpers vollständig zusammen.

Wege der Übertragung

Eine Übertragung von HI-Viren durch soziale Kontakte, Umarmen, Anhusten oder gemeinsam benutztes Geschirr ist nicht möglich!

Das Virus dringt durch kleinste Haut- oder Schleimhautverletzungen ein und kann auf folgenden Wegen übertragen werden:

* Durch ungeschützte Sexualkontakte bzw. Kontakte mit Körperflüssigkeiten, besonders Blut, Sperma und Scheidensekret
* Von der Mutter auf das Kind während der Schwangerschaft, bei der Geburt und beim Stillen
* Durch infizierte Blutkonserven und andere Blutprodukte

HIV-INFIZIERTE IN DEUTSCHLAND

Der Anteil der Erkrankten setzt sich derzeit wie folgt zusammen:

* Etwa 70 Prozent homo- oder bisexuelle Männer
* 13 Prozent Drogenabhängige
* Etwa 3,5 Prozent Bluterkranke oder Patienten, die eine Blutkonserve erhalten haben

Der Anteil am HI-Virus erkrankter Personen, die nicht einer so genannten Risikogruppe angehören, steigt allerdings an.

Im Zweifelsfall einen Aidstest durchführen lassen

Mithilfe eines Aidstests lassen sich nicht die Viren selbst aufspüren, sondern nur die Antikörper nachweisen, die das Immunsystem als Reaktion auf die Infektion mit dem Virus bildet. Da sich die Antikörper nach der Infektion zeitlich verzögert bilden, kann der Test erst sechs Wochen nach einer Infektion ein annähernd sicheres Ergebnis liefern. Manchmal braucht der Körper sogar drei Monate, bis sich Antikörper gebildet haben. Eine wirklich zuverlässige Aussage liefert ein Test daher frühestens nach drei Monaten.

Der Zeitraum zwischen Ansteckung und erstmaligem Nachweis der Antikörper ist besonders problematisch, da der Patient in dieser Zeit das Virus schon übertragen kann.

Wie läuft der Aidstest ab?

Im Labor wird ein hoch empfindlicher Suchtest (ELISA-Test) nach Antikörpern durchgeführt. Bei einem Nachweis der Antikörper folgt ein noch genauerer Test (Westernblot), der die erste Diagnose unterstützen soll. Um ganz sicher zu gehen, wird der Test sechs und zwölf Monate nach der möglichen Ansteckung wiederholt.

Stadien der Erkrankung

Die Zeit, die zwischen Ansteckung und Ausbruch der Krankheit liegt, kann zwischen 4 und 15 Jahren schwanken. Man unterscheidet mehrere Stadien der Erkrankung, wobei der Krankheitsverlauf individuell sehr verschieden ist.

Durch Labortests wie der Bestimmung der T-Helferzellen und der T-Supressorzellen kann der Arzt feststellen, ob und in welchem Maße das Abwehrsystem noch intakt ist. Diese Untersuchung wird in regelmäßigen Abständen wiederholt, denn sie gibt eine zuverlässige Kontrolle über den Verlauf der Krankheit.

ACHTUNG

Ein positives Testergebnis bedeutet noch keine Erkrankung an Aids!

Ein Aidstest kann beim Hausarzt oder beim Gesundheitsamt – auf Wunsch anonym – kostenlos durchgeführt werden.

Untersuchungen des Urins im Labor

Urinuntersuchungen haben eine lange Tradition. Schon in frühesten Zeiten wurde der Urin (Harn) in der so genannten Harnschau als Diagnosemittel eingesetzt. Farbe, Geruch und selbst der Geschmack spielten damals eine wichtige Rolle. Heute gehören Urinuntersuchungen neben der Blutanalyse zu den Routinetests im Labor. Viele Krankheiten hinterlassen ihre Spuren im Harn; mit dem Streifentest ist ein Nachweis jederzeit einfach und innerhalb kürzester Zeit möglich.

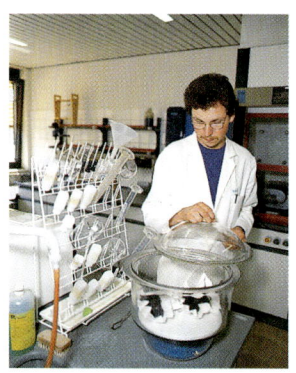

Blut- und Urinuntersuchungen gehören zu den wichtigsten Aufgaben jedes Labormitarbeiters.

Bei allen Laboranalysen gilt: Dem Patienten nützt es nicht, wenn er nur die Laborwerte erfährt. Die Zahlen müssen auch erklärt und interpretiert werden, damit der Patient seinen Körper besser verstehen lernt.

Die Zusammensetzung des Urins

Mit dem Harn werden Stoffwechselendprodukte, Wasser, Giftstoffe und chemische Substanzen aus dem Körper entfernt. Die tägliche Urinmenge bei Erwachsenen beträgt etwa eineinhalb bis zwei Liter, abhängig von der Trinkmenge.

Der Harn besteht zu 95 Prozent aus Wasser; weitere Inhaltsstoffe sind Harnstoff, Harnsäure, Kreatinin, verschiedene Salze und Vitamine.

Was ist bei der Urinprobe zu beachten?

In der Regel wird für die Untersuchung Morgenurin benötigt: Urin, der nach dem Aufstehen gelassen wird. Wenn nichts anderes bekannt ist, sollte der so genannte Mittelstrahlurin gesammelt werden. Dazu lässt man zuerst ein wenig Urin ablaufen (das reinigt die Harnröhre) und fängt dann die folgenden 20 bis 40 Milliliter Urin in einem Gefäß auf.

Geruch und Farbe

Normalerweise ist frischer Urin geruchlos oder nur von schwachem Geruch. Ein obstähnlicher Geruch entsteht durch Ketonkörperausscheidung bei Diabetes mellitus; ein sehr unangenehmer Geruch entsteht durch Bakterien und Infekte.

Normaler Urin ist klar und hat eine gelbe Farbe, die durch bestimmte Harnstoffe wie Urochrom und Urobilinogen zu Stande kommt. Farbveränderungen, die bereits mit bloßem Auge erkennbar sind, können ein Hinweis auf eine Erkrankung sein.

Der Streifen-Schnelltest

Die meisten Harnuntersuchungen werden heute hauptsächlich mit Teststreifen durchgeführt. Das sind schmale Streifen, auf deren Testfeldern chemische Reagenzien angebracht sind, die mit dem Urin reagieren und sich je nach Befund verfärben. Nach ein bis zwei Minuten werden diese Felder mit der Farbskala auf dem Packungsröhrchen verglichen.

Der pH-Wert

Der pH-Wert des Urins liegt normalerweise im sauren Bereich, er ist jedoch stark von der Ernährung abhängig. Fleischreiche Kost verschiebt den Urin in den sauren Bereich, pflanzliche Kost in den basischen Bereich. Bei Nieren- und Stoffwechselerkrankungen können pH-Veränderungen auftreten.

Der Harn sollte unbedingt innerhalb von zwei Stunden untersucht werden, denn ein längeres Stehen der Probe kann die Werte verändern.

WELCHES GEFÄSS FÜR DIE URINPROBE?

Verwenden Sie nur keimfreie Einmalgefäße, die in der Apotheke oder beim Arzt erhältlich sind. Füllen Sie die Urinprobe nicht in ausgespülte Gläser aus dem Haushalt; sie könnten Rückstände enthalten, die das Untersuchungsergebnis verfälschen.

Zahlreiche Nahrungsmittel können harmlose Farbveränderungen des Urins hervorrufen, dazu gehören z. B. auch Rote Bete.

WAS SAGEN FARBVERÄNDERUNGEN DES HARNS AUS?

helle, wässrige Farbe	hohe Flüssigkeitsaufnahme; Entwässerungstabletten; nach Alkoholgenuss
dunkle Farbe	Hinweis auf konzentrierten Urin; geringe Flüssigkeitsaufnahme
trübe, weißlich	Beimengung von weißen Blutkörperchen; Verdacht auf einen eitrigen Infekt
rötlich	Menstruation; Verdacht auf eine Nieren- oder Blasenblutung; durch Nahrungsmittel und Medikamente
bierbraun, gelbbraun	Gallenerkrankungen; Hinweis auf Ausscheidung von Bilirubin

Aus naturheilkundlicher Sicht ist der Säure-Basen-Haushalt im Körper von entscheidender Bedeutung für unsere Gesundheit und unser Wohlbefinden. Die Ganzheitsmedizin führt zahlreiche Beschwerden wie erhöhte Infektanfälligkeit, rasche Ermüdung und Antriebsschwäche, Gelenkbeschwerden und depressive Zustände auf eine chronische Übersäuerung des Körpers zurück.

Durch eine Ernährungsumstellung lassen sich diese Beschwerden in den meisten Fällen positiv beeinflussen. Experten plädieren deshalb für eine basenreiche, überwiegend vegetarische Ernährung.

Basenbildende Nahrungsmittel

* Kartoffeln
* Gemüse
* Blattsalate
* Pilze

* Obst
* Milch
* Stilles Mineralwasser

Säurebildende Nahrungsmittel

* Fleisch, Wurst
* Fisch
* Geflügel
* Eier, Käse
* Zucker, Süßigkeiten
* Weißmehlprodukte
* Alkohol, Kaffee

PH-WERT

Der pH-Wert ist die Maßzahl für die Säurestärke. Die Skala reicht von 0 bis 14. Normalwerte: 4, 5 bis 8

pH-Wert 7 = neutral
pH-Werte unter 7 = sauer
pH-Werte über 7 = alkalisch (basisch)

Leukozyten

Normalwert: negativ (= nicht vorhanden)

Normalerweise dürfen Leukozyten, die weißen Blutkörperchen, im Urin nicht vorhanden sein. Werden sie jedoch nachgewiesen, deutet das auf eine Entzündung im Bereich von Blase oder Niere (Harnwegsinfekt) hin.

Die weißen Blutkörperchen im Urin, die im Labortest mit einfachen Untersuchungen nachgewiesen werden können, sind für chronische Nierenbeckenentzündungen häufig das einzige bemerkbare Anzeichen. Insbesondere bei Frauen sind Entzündungen der Harnwege eine häufige Erscheinung. Oft sind zwar weiße Blutkörperchen im Urin nachweisbar, die Betroffenen sind jedoch beschwerdefrei.

Wenn Eiweißkörper im Harn auftauchen, dann signalisieren diese, dass im Körper etwas nicht in Ordnung ist. So können erhöhte Eiweißwerte im Harn beispielsweise auf Fieber hinweisen.

Nitrittest

Normalwert: negativ (= nicht vorhanden)

Nitrit entsteht, wenn Nitrat, das im Harn vorkommt, von Bakterien in Nitrit umgewandelt wird. Dieser Test dient als indirekter Nachweis dafür; erhöhte Nitritwerte sind bei den meisten bakteriellen Blasen- und Niereninfekten nachweisbar. Außerdem wird beim Nitrittest eine exakte Keimzahlbestimmung im Harn durchgeführt.

Spezifisches Gewicht

Normalwert: 1022–1035

Das spezifische Gewicht, die Bestimmung der Dichte, ist von der Harnmenge und den darin gelösten Stoffen abhängig. Sind beispielsweise Eiweiß und Zucker enthalten, steigt die Dichte. Das spezifische Gewicht ist ein Hinweis für die Leistungsfähigkeit der Niere. Nach geringer Flüssigkeitsaufnahme und Flüssigkeitsverlusten, z. B. durch Schwitzen oder Erbrechen und Durchfall, ist der Wert erhöht. Ursachen eines erniedrigten Wertes sind große Flüssigkeitszufuhr sowie Nierenerkrankungen.

Eiweiß (Proteine)

Normalwert: negativ (= nicht vorhanden)

Werden vermehrt Eiweiße ausgeschieden, können eine Nierenerkrankung, Herzschwäche oder ein Infekt der Harnwege vorliegen. Erhöhte Werte finden sich allerdings auch während der Schwangerschaft und nach großer körperlicher Anstrengung wie etwa beim Sport. Ebenso werden bei Fieber erhöhte Werte gemessen, da dann mehr Eiweiß umgesetzt wird.

Zucker (Glukose)

Normalwert: negativ (= nicht vorhanden)

Der Nachweis von Zucker ist oftmals der erste Hinweis auf ei-

Laboruntersuchungen des Urins gehören heute zu den Routinetests der medizinischen Spurensuche. Zahlreiche Krankheiten und Krankheitserreger hinterlassen ihren »Fingerabdruck« im Urin.

ne Erkrankung an Diabetes mellitus. Steigt die Blutzucker-konzentration über 160 bis 180 Milligramm pro Deziliter (Nierenschwelle), wird der Überschuss an Zucker über die Niere ausgeschieden und ist damit im Urin messbar.

Der Nachweis von Glukose im Harn allein ist aber noch kein Beweis für die Zuckerkrankheit. Um sicher zu sein, ist die Abklärung über eine Blutzuckerbestimmung notwendig.

Bilirubin

Normalwert: negativ (= nicht vorhanden)

Bilirubin entsteht beim Hämoglobinabbau und wird normalerweise über die Galle in den Darm abgegeben. Erscheint Bilirubin im Urin, so weist dies auf einen Verschluss der Gallenwege oder eine Entzündung hin; es könnte aber auch eine Leberentzündung (Hepatitis) vorliegen.

Urobilinogen

Normalwert: negativ (= nicht vorhanden)

Urobilinogen ist ein Abbauprodukt des Bilirubins. Erhöhte Werte im Harn treten bei Erkrankungen der Leber und beim gesteigerten Abbau von roten Blutkörperchen auf. Die Urobilinogenwerte werden immer zusammen mit den Werten des Bilirubins bestimmt.

Ketonkörper (Azeton)

Normalwert: negativ (= nicht vorhanden)

Ketonkörper sind Abbauprodukte aus dem Fettstoffwechsel, die normalerweise nicht im Urin auftauchen. Bei Insulinmangel und der daraus resultierenden ungenügenden Verwertung des Blutzuckers, versucht der Körper als Ausgleich seinen Energiebedarf durch einen gesteigerten Fettabbau zu decken. Ein Nachweis der Ketonkörper ist damit ein wichtiger Hinweis für eine Stoffwechselentgleisung beim Diabetes.

Zucker im Urin ist mit einem Einzelstreifentest nachweisbar, der kostengünstig in der Apotheke erhältlich ist. Ein solcher Test sollte im Rahmen der Früherkennung regelmäßig durchgeführt werden.

Ketonkörper können auch bei Hungerzuständen, Schlankheitskuren, nach großer Anstrengung oder bei Schilddrüsenüberfunktion auftreten.

Blut im Urin

Normalwert: negativ (= nicht vorhanden)

Schon mehr als 0,5 ml Blut auf einen Liter Harn färben den Urin rot, d. h. das Blut ist mit bloßem Auge erkennbar.

Der Nachweis von Blut im Harn deutet auf Erkrankungen der Nieren, Blasenentzündungen, Nierensteine, Tumorerkrankungen und Infektionskrankheiten hin.

Bei Frauen ist immer an eine – harmlose – Verfärbung durch die Menstruation zu denken.

Sediment

Feste Bestandteile des Urins wie Salze, Zellen, Bakterien, Zylinder und Kristalle werden unter dem Mikroskop untersucht. Zu diesem Zweck wird frischer Urin mit hoher Geschwindigkeit geschleudert, so dass sich die festen Teilchen am Boden des Gefäßes sammeln.

Abgeschilferte Zellen von Blase oder Niere dürfen nur vereinzelt vorkommen. Bestimmte Formen wie Zylinder lassen sich nur bei Nierenerkrankungen nachweisen. Auch weiße und rote Blutkörperchen sind mithilfe dieser Methode nachweisbar.

Frauen sind wesentlich häufiger als Männer von Entzündungen der Blase betroffen. Erklären lässt sich dies durch die weibliche Anatomie: Die Harnröhre ist bei Frauen deutlich kürzer, weshalb es für Krankheitserreger leichter ist, bis zur Blase vorzudringen.

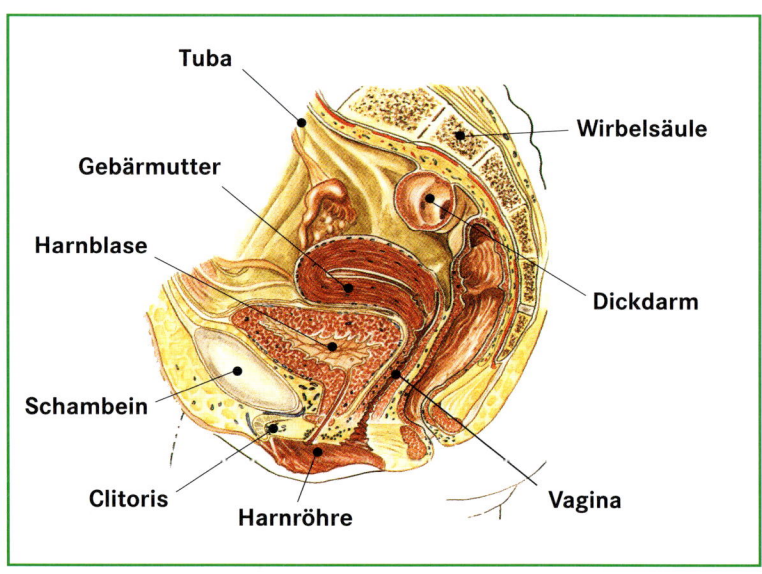

124

Krankhaft sind Keime wie beispielsweise Bakterien, denn bei Gesunden ist der Urin steril, d. h. frei von Bakterien. Die Auswertung der Bestandteile unter dem Mikroskop wird folgendermaßen angegeben:

* Vereinzelt +
* Mehrfach ++
* Massenhaft +++

Das Sediment ist der Bodensatz, der sich nach dem Zentrifugieren im Reagenzglas bildet. Diese Bestandteile sind allerdings nicht mit dem bloßen Auge, sondern nur mithilfe eines Mikroskops zu erkennen.

Harnuntersuchung auf Bakterien

Bei Verdacht auf eine Infektion der Nieren oder der Blase wird eine Urinkultur auf einem speziellen Nährboden angelegt, auf dem alle Keime, besonders die Erreger der Harnwegsinfekte, wachsen. Dann kann die genaue Keimzahl bestimmt und die Wirksamkeit von Antibiotika getestet werden.

Wer häufiger unter schmerzhaften Blaseninfektionen leidet und Bakterien im Urin nachweisbar sind, sollte folgende Maßnahmen entsprechend beachten:

* Auf eine ausreichende Trinkmenge achten; mindestens zwei Liter pro Tag
* Keine synthetische Unterwäsche tragen
* Unterkühlung vermeiden und auf warme Füße achten
* Nach dem Schwimmen sofort den Badeanzug wechseln
* Warme Sitzbäder mit Schachtelhalm lindern die Beschwerden
* Süßigkeiten und Zucker einschränken, stattdessen viel Gemüse essen
* Eine Kräuterteemischung aus Bärentraube, Goldrute und Birke hilft, Bakterien auszuschwemmen

Diabetiker scheiden häufig geringe Mengen so genannter Mikroalbumine aus, die bei Gesunden nicht nachweisbar sind.

Spezialtest bei Diabetes

Die Untersuchung eines bestimmten Eiweißtyps (Albumin) im Urin kann wertvolle Hinweise zur Früherkennung von Nierenerkrankungen im Rahmen der Zuckerkrankheit liefern.

Laboruntersuchungen der Stuhlprobe

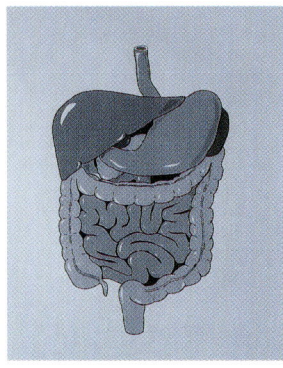

Eine Untersuchung des Stuhls kann wichtige Hinweise auf eine Vielzahl von Erkrankungen liefern. Auch unverdaute Nahrungsbestandteile, Schleim, oder ebenso starke Geruchs- und Farbveränderungen, weisen auf eine Störung oder Anomalie im Verdauungsbereich hin.

Farbveränderungen

Die normale Farbe des Stuhls ist bräunlich, was durch den Gallenfarbstoff Bilirubin bedingt ist. Allerdings brauchen Sie nicht beunruhigt zu sein, wenn sich die Farbe verändert. Dies kann eine Reaktion auf bestimmte Nahrungsmittel sein.

Was kann eine Farbveränderung bedeuten?

✳ Helles aufgespritztes Blut
Verdacht auf Hämorrhoiden bzw. eine Blutung im Enddarm
✳ Blutrot
Verdacht auf eine Blutung im Dickdarm
✳ Schwarz
Verdacht auf eine Blutung aus dem Magen oder oberen Darmbereich; auch Eisen- und Kohletabletten führen zu einer Schwarzfärbung
✳ Hell und lehmig
Verdacht auf eine Störung der Fettverdauung oder eine Behinderung des Gallenabflusses
✳ Grau und salbenartig
Verdacht auf eine Erkrankung der Bauchspeicheldrüse

Okkultes Blut im Stuhl

Okkultes Blut im Stuhl ist Blut, das mit bloßem Auge nicht sichtbar ist. Es kann mithilfe von Testbriefchen entdeckt werden.

Blut im Stuhl ist immer ein Alarmzeichen, auch wenn nicht immer ernste Ursachen dahinterstecken. Es können auch gutartige Polypen im Darm oder Zahnfleischbluten die Ursachen sein.

Im Rahmen der Krebsvorsorgeuntersuchung sollte der Test auf okkultes Blut im Stuhl regelmäßig durchgeführt werden.

Wie wird der Test durchgeführt?

Dafür gibt es spezielle Testbriefchen (drei Stück), auf die an drei aufeinanderfolgenden Tagen mit einem Spatel kleine Stuhlproben von zwei verschiedenen Stellen aufgetragen werden (eine Anweisung liegt den Briefchen bei). Im Labor werden die Proben mit einer speziellen Reagenzflüssigkeit beträufelt und analysiert. Wird Blut im Stuhl nachgewiesen, veranlasst der Arzt weitere Untersuchungen.

Beachten Sie, dass direktes Sonnenlicht und hohe Temperaturen den Test beeinflussen können. Bewahren Sie die Briefchen am besten im Kühlschrank auf. Einige Tage vor und während des Tests sollten Sie auf rohes Fleisch, Rohwurst und Fruchtsäfte verzichten.

Untersuchung der Stuhlflora

Im Darm befinden sich viele Bakterien, die wichtige Aufgaben bei der Verdauung übernehmen. Infolge von Fehlernährung oder nach der Einnahme von Antibiotika kann es unter Umständen zu einer Verschiebung oder Zerstörung der natürlichen Darmflora kommen.

In der natürlichen Darmflora finden sich unter anderem Escherichiacoli-Bakterien und Laktobazillen; auch Hefe- und Schimmelpilze (Candida) im Darm sind normal, wenn sie in geringen Mengen vorhanden sind.

Neben dem Urin ist der Stuhl ein Ausscheidungsprodukt unseres Körpers. Seine Analyse gibt dem Arzt Hinweise auf Erkrankungen im Magen-Darm-Bereich.

Testverfahren für zu Hause

Bei manchen Krankheiten ist es für den Patienten eine große Erleichterung, wenn er für routinemäßige Kontrolltests nicht mehr den Arzt aufsuchen muss. Es gibt inzwischen Hilfsmittel, mit denen man bestimmte Untersuchungen auch zu Hause problemlos durchführen kann.

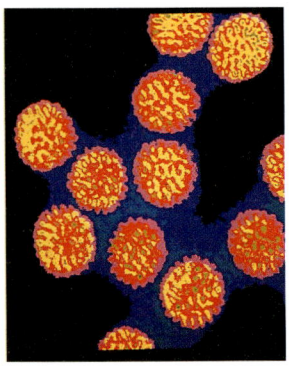

Fast wie im echten Labor: Bestimmte Routinetests kann man mittlerweile auch ohne weiteres zu Hause durchführen.

Tests, die zu Hause durchführbar sind, machen die Dinge einfacher. Ganz gleich, ob Sie regelmäßig Ihren Blutzucker kontrollieren müssen oder ob Sie eine Schwangerschaft feststellen möchten.

Bestimmung des Blutzuckers

Ohne regelmäßige Blutzuckerkontrollen (BZ) ist bei einer Erkrankung an Diabetes die Therapie mit Insulin nicht durchführbar. Moderne kleine Geräte erlauben eine sehr genaue Bestimmung dieser Werte.

Harnuntersuchung mit Teststreifen

Mit einem einfachen Streifentest kann auch der Zuckergehalt des Urins vom Diabetiker selbst bestimmt werden. Im Handel sind verschiedene Tests erhältlich: Es gibt Einzeltests für

DEN BLUTZUCKER SELBST KONTROLLIEREN

Für die Blutentnahme am besten seitlich in die Fingerbeere einstechen, denn dort stört die Einstichstelle nicht. Ein großer Tropfen Blut wird auf das Testfeld des Untersuchungsstreifens aufgetragen und die Einwirkzeit abgewartet. Mit dem Blutzuckerkontrollgerät anschließend den Teststreifen auswerten (Gebrauchsanleitung unbedingt beachten!)

Zucker (Glukose) und Teststreifen, an denen mehrere Werte angezeigt werden, z. B. der Ketonwert. Eine Bestimmung dieses Stoffes sollte immer dann vorgenommen werden, wenn der Harnzucker stark erhöht ist, denn normalerweise darf im Urin weder Zucker noch Keton nachzuweisen sein.

Bei Diabetes sind Ketonkörper im Urin und gleichzeitig ein hoher Blutzuckerspiegel immer ein Alarmsignal. Diese Werte umgehend dem Arzt mitteilen!

Messung des pH-Wertes

Dazu wird ein spezielles Färbepapier, so genanntes Indikatorpapier, verwendet. Indikatoren sind Farbstoffe, die bei einem bestimmten pH-Wert ihre Farbe ändern.

Wie der Harn reagiert, hängt von der Ernährung oder von Erkrankungen ab. Auch Medikamente können dafür verantwortlich sein. Eine Messung des pH-Wertes kann notwendig sein, um der Bildung von Nierensteinen vorzubeugen.

DER PH-WERT

Als pH-Wert wird die Kennzahl für den Säuregrad einer Flüssigkeit bezeichnet. Beträgt der pH-Wert 7, so verhält sich die Lösung neutral; kleinere Werte bedingen eine saure, größere eine alkalische Reaktion.

Schwangerschaftstest

Nach der Befruchtung wird von der Plazenta (Mutterkuchen) das Hormon HCG abgegeben. Es kann bereits vor dem Ausbleiben der Regel, im Harn nachgewiesen werden. Schwangerschaftstests sind in jeder Apotheke erhältlich.

Den Quickwert selbst bestimmen

Patienten, die langfristig gerinnungshemmende Medikamente wie Marcumar einnehmen, müssen in kurzen Abständen zur ärztlichen Blutkontrolle. Dies kann jedoch sehr belastend sein, vor allem, wenn man berufstätig ist.

Eine Erleichterung bieten da kleine Geräte, mit denen der Quickwert zu Hause oder auf Reisen bestimmt werden kann.

Und so wird's gemacht: Blut aus der Fingerbeere entnehmen, auf einen Testträger auftragen und innerhalb von wenigen Minuten auswerten. Der Test ist von hoher Genauigkeit und sichert eine kontinuierliche Kontrolle der Laborwerte. Wer dieses Gerät zu Hause einsetzen möchte, sollte an einer intensiven Schulung teilnehmen.

Wenn Sie Ihre Laborwerte studieren, werden Sie auf Maße und Einheiten stoßen, die Ihnen im Alltag nicht geläufig sind. In nebenstehender Tabelle sind alle wichtigen Größen aufgelistet.

EINHEITEN UND GEWICHTE

l	Liter	
dl	Deziliter	(1 dl = 0,1 Liter)
ml	Milliliter	(1 ml = 0,001 Liter)
µl	Mikroliter	(1 µl = 0,000 001 Liter)
nl	Nanoliter	(1 nl = 0,000 000 001 Liter)
pl	Pikoliter	(1 pl = 0,000 000 000 001 Liter)
g	Gramm	
mg	Milligramm	(1 mg = 0,001 Gramm)
µg	Mikrogramm	(1 µg = 0,000 001 Gramm)
pg	Pikogramm	(1 pg = 0,000 000 000 001 Gramm)
U	Unit, Maßeinheit für die Aktivität von Enzymen	
IE	Internationale Einheiten	
mol	Molekulargewicht in Gramm (gibt die Zahl der Teilchen an, die in einem Liter Blut enthalten sind)	
mmol	Molekulargewicht in Milligramm	
> / <	größer / kleiner als	

130

Glossar

ABO-System: Einteilung der Blutgruppen in vier Untergruppen (A, B, AB, 0)

Adrenalin: Hormon der Nebenniere, das in Stresssituationen vermehrt freigesetzt wird. Erhöht Blutdruck und Puls.

Albumine: mit 60 bis 68 % die größte Gruppe der Bluteiweiße. Albumine sind verantwortlich für den Transport von Hormonen, Medikamenten und anderen Blutbestandteilen.

Allergietest: Mithilfe von Allergietests kann festgestellt werden, ob eine Reaktion allergisch bzw. welches Allergen auslösend ist

Aminosäuren: kleinste Bausteine der Eiweißstoffe

Anämie: Blutarmut, Mangel an roten Blutkörperchen bzw. Hämoglobin

Anamnese: Vorgeschichte einer Erkrankung nach den Angaben des Patienten

Antigen: Stoff, der vom Körper als »fremd« erkannt wird und eine Immunreaktion auslöst

Antikörper: Stoffe, die als Reaktion auf ein bestimmtes Antigen gebildet werden; heften sich an Antigene und machen sie unschädlich

Antikoagulanzien: Medikamente, zur Hemmung der Blutgerinnung (Heparin, Marcumar)

Arterien: Blutgefäße (Schlagadern), die das sauerstoffreiche Blut transportieren

Arteriosklerose: Gefäßverkalkung

Arthritis: Gelenkentzündung, akut oder chronisch

Arthrose: Gelenkverschleiß auch als degenerative Gelenkserkrankung bezeichnet

Autoimmunerkrankung: dabei bildet der Organismus Abwehrstoffe gegen körpereigenes Gewebe

Ascorbinsäure: Vitamin C

Bilirubin: gelbbrauner Gallenfarbstoff, der beim Abbau der roten Blutkörperchen entsteht; wird über Galle und Darm ausgeschieden

Blutkörperchen: zellige Bestandteile des Blutes (rote Blutkörperchen, weiße Blutkörperchen, Blutplättchen)

Broteinheiten (BE): Umrechnungsform der Kohlenhydrate bei der Diabetesdiät (1 BE entspricht 12 g Kohlenhydrate; etwa eine Scheibe Brot)

Colitis ulcerosa: chronische entzündliche Erkrankung des Dickdarms

Cumarine: gerinnungshemmende (»blutverdünnende«) Medikamente, z. B. Marcumar

Diabetes mellitus: Zuckerkrankheit

Differenzialblutbild: Aufschlüsselung der weißen Blutkörperchen nach ihren verschiedenen Gruppen

Diuretika: Medikamente, die harntreibend wirken, so genannte Wassertabletten

EDTA: Zusatz im Blutröhrchen, der das Blut ungerinnbar macht

Elektrolyte: im Blut gelöste Mineralien

Enzyme: hochwirksame natürliche Eiweißstoffe, die an allen Reaktionen des Stoffwechsels beteiligt sind. Sie beschleunigen die Stoffwechselvorgänge, ohne sich selbst dabei zu verändern (Biokatalysatoren); in jedem Organ kommen – entsprechend ihrer Funktion – nur ganz bestimmte Enzyme vor

Epikutantest: Hauttest zur Feststellung eines Allergens

Hämoglobin: roter Blutfarbstoff; enthält Eisen und transportiert Sauerstoff

Harnstoff: wasserlösliches Endprodukt des Eiweißstoffwechsels

Hepatitis: infektiöse Leberentzündung, ausgelöst durch Viren

Heparin: gerinnungshemmender Stoff, der zur Vorbeugung von Thrombosen, z. B. nach Operationen gespritzt wird

Histamin: Gewebshormon, das bei allergischen Reaktionen freigesetzt wird; löst Schwellungen, Rötungen und Juckreiz aus

Hypercholesterinämie: erhöhte Cholesterinwerte im Blut

Hyperglykämie: erhöhte Blutzuckerwerte

Hyperthyreose: Überfunktion der Schilddrüse

Hypertonie: Bluthochdruck, nach Definition der Weltgesundheitsorganisation (WHO) bei Werten über 160:95

Hyperurikämie: erhöhte Harnsäurewerte im Blut

Hypoglykämie: Absinken des Blutzuckers; Unterzucker

Hypothyreose: Unterfunktion der Schilddrüse

Hypotonie: niedriger Blutdruck

Ikterus: Gelbsucht. Gelbfärbung der Haut durch Übertritt von Bilirubin aus dem Blut in das Körpergewebe

Immunsystem: Organ- und Zellsystem, das eine Immunreaktion hervorbringen kann

Insulin: Hormon der Bauchspeicheldrüse; senkt den Blutzuckerspiegel

Kapillaren: kleinste Blutgefäße, auch Haargefäße genannt, die Arterien und Venen miteinander verbinden; in den Kapillaren findet der Stoffaustausch zwischen Blut und Gewebe statt

Kreatinin: entsteht beim Abbau des Kreatins im Muskel; wird über den Urin ausgeschieden

Leberzirrhose: Umwandlung von Lebergewebe in funktionsloses Bindegewebe. Häufig Folge von übermäßigem Alkoholkonsum, Giftstoffen oder Viren; Heilung nicht möglich

Leukämie: Blutkrebs. Bösartige Vermehrung der weißen Blutkörperchen

Leukopenie: Mangel an weißen Blutkörperchen

Leukozytose: erhöhte Zahl der weißen Blutkörperchen im Blut, z. B. bei Entzündungen

Lymphozyten: weiße Blutkörperchen, die für die Immunabwehr wichtig sind

Morbus Crohn: chronische Entzündung des Dünndarms

Natriumzitrat: Zusatz in den Blutröhrchen, der die Blutkörperchen schrumpfen lässt

Ödeme: Wassereinlagerungen im Gewebe

Plasma: flüssiger Teil des Blutes, ohne die Blutkörperchen; hat eine klare, gelbliche Farbe

Proteine: Eiweiße

Purine: Substanzen, die beim Abbau von Zellkernen entstehen; werden als Harnsäure im Urin ausgeschieden

Quicktest: zur Bestimmung und Kontrolle der Blutgerinnung

Rachitis: Knochenwachstumsstörung durch Kalzium- und Vitamin-D-Mangel. Ursache sind meist Mangelernährung und zu wenig Licht, das für die Bildung von Vitamin D notwendig ist

RAST: Radio-Allergo-Sorbent-Test; zum Nachweis von IgE-Körpern im Blut und zur Identifizierung von Allergenen

Serum: Plasma ohne Gerinnungsstoffe

Struma: Vergrößerung der Schilddrüse, auch als Kropf bezeichnet

Thrombozyten: Blutplättchen, die die Blutgerinnung anregen

Transaminasen: die beiden Leberenzyme GOT und GPT

Venen: Blutgefäße, die sauerstoffarmes Blut transportieren

Zentrifugieren: Blut mit hoher Geschwindigkeit schleudern und dadurch in seine festen und flüssigen Bestandteile trennen

Die wichtigsten Laborwerte auf einen Blick

Alkalische Phosphatase (AP)
Normalwert: 60–180 U/l
Aufgabe: Enzym für Knochen, Leber und Gallenwege
Erhöhung: Abflussstörung der Galle, Knochenabbau, Hepatitis

Alpha-Amylase
Normalwert: < 120 IE/l
Aufgabe: Enzym der Bauchspeicheldrüse
Erhöhung: Entzündung der Bauchspeicheldrüse

Bilirubin
Normalwert: 0,2–1,1 mg/dl
Aufgabe: entsteht beim Abbau der roten Blutkörperchen
Erhöhung: Lebererkrankungen, Verschluss der Gallenwege, Anämie

Blutkörperchensenkungsgeschwindigkeit (BKS, BSG)

Normalwerte	1. Stunde	Frauen	Männer
	unter 50 Jahre	unter 20 mm	unter 15 mm
	über 50 Jahre	unter 30 mm	unter 20 mm

Aussage: Senkungsgeschwindigkeit der Blutkörperchen
Erhöhung: Entzündungen, Rheuma, Tumorerkrankungen
Erniedrigung: Vermehrung der roten Blutkörperchen, Allergien

Chlorid
Normalwert: 98 bis 109 mmol/l
Aufgabe: Regulierung des Wasserhaltes
Erhöhung: erhöhte Kochsalzzufuhr, Durchfall
Erniedrigung: Salzverluste, starkes Erbrechen, »Wassertabletten«

Cholesterin
Idealwert: < 200 mg/dl
Aufgabe: zuständig für den Fettstoffwechsel
Erhöhung: familiär bedingt, cholesterinreiche Ernährung
Erniedrigung: Überfunktion der Schilddrüse, Leberschäden

C-reaktives Protein
(CRP)
Normalwert: bis 10 mg/l
Aussage: Entzündungswert
Erhöhung: bei fast allen Entzündungen erhöht, die nicht lokal begrenzt sind

Differenzialblutbild
(Übersicht Leukozytengruppen)

Gruppen	Prozentzahl
Neutrophile Granulozyten	40–80%
Lymphozyten	20–40%
Monozyten	2–12%
Eosinophile Granulozyten	0–15%
Basophile Granulozyten	0,5–1%

Eisenbindungskapazität
(EBK)
Normalwert: 270-440 µg/dl
Aussage: Nachweis über freie Bindungsstellen für Eisen
Erhöhung: Eisenmangelanämien
Erniedrigung: chronische Infektionen und Lebererkrankungen

(Gesamt-)Eiweiß
Normalwert: 66–86 g/l
Aufgabe: Bluteiweiße, Transport- und Abwehrfunktion
Erhöhung: chronisch-entzündliche Erkrankungen
Erniedrigung: Mangelernährung, Nierenerkrankungen

Erythrozyten (rote Blutkörperchen)

Normalwerte: Männer 4,5–5,9/pl   Frauen 4,1–5,1/pl

Aufgabe: Sauerstofftransport

Erhöhung: Flüssigkeitsmangel, Lungenerkrankungen

Erniedrigung: Eisenmangel, Blutverluste

Ferritin

Normalwert: 20–300 µg/l

Aufgabe: Eisenvorrat

Erhöhung: bei erhöhtem Eisenwert

Erniedrigung: Eisenmangel

Glukose

Normalwert: nüchtern 65–100 mg/dl

Aufgabe: Energieversorgung des Körpers

Erhöhung: Diabetes mellitus

Erniedrigung: nach Anstrengung, zu hohe Dosierung von Insulin

Gamma-GT

Normalwerte: Männer bis 28 U/l
Frauen bis 18 U/l

Aufgabe: Eiweißstoffwechsel, wichtiger Leberwert

Erhöhung: Leberentzündungen, Alkoholmissbrauch

GOT (Glutamat-Oxalazetat-Transaminae)

Normalwerte: Männer bis 19 U/l
Frauen bis 15 U/l

Aufgabe: Leberenzym

Erhöhung: Hepatitis, Leberzirrhose, Gallenerkrankungen, Herzinfarkt

GPT (Glutamat-Pyruvat-Transaminase)

Normalwerte: Männer bis 23 U/l
Frauen bis 19 U/l

Aufgabe: Leberenzym
Erhöhung: akute Leberentzündungen

Hämatokrit
Normalwerte: Männer 42–50%
Frauen 36–45%
Aussage: Anteil der festen Bestandteile im Blut
Erhöhung: Vermehrung der roten Blutkörperchen, Austrocknung
Erniedrigung: Blutarmut

Hämoglobin
Normalwerte: Männer 14–18 g/dl
Frauen 12–16 g/dl
Aufgabe: Blutfarbstoff
Erhöhung: Flüssigkeitsmangel, Austrocknung
Erniedrigung: Blutarmut

Hämoglobin HbA1C
Normalwert: < 6,5%
Aussage: Blutzuckerwerte der letzten ein bis zwei Monate
Erhöhung: erhöhte Blutzuckerwerte, falsche Ernährung

Harnsäure
Normalwerte: Männer 2,0–7,0 mg/dl
Frauen 2,0–5,7 mg/dl
Aufgabe: Abbauprodukt des Purinstoffwechsels
Erhöhung: Gicht, Fasten, Nierenerkrankungen
Erniedrigung: Hungerzustände, harnsäuresenkende Medikamente

Harnstoff
Normalwert: 10–50 mg/dl
Aufgabe: Abbauprodukt des Eiweißstoffwechsels
Erhöhung: chronische Nierenschwäche, erhöhter Eiweißabbau

Die wichtigsten Laborwerte auf einen Blick

HDL-Cholesterin
Normalwert: > 40 mg/dl
Aufgabe: Blutfett
Erhöhung: relativer Schutz vor Arteriosklerose
Erniedrigung: Arterioskleroserisiko erhöht

Kalium
Normalwert: 3,7–5,7 mmol/l
Aufgabe: Erregungsleitung an Nerven und Muskeln, wichtig für die Erregungsleitung am Herzen
Erhöhung: Nierenerkrankungen, Medikamente
Erniedrigung: erhöhte Verluste, z. B. Durchfall, »Wassertabletten«, Abführmittel

Kalzium
Normalwert: 2,2–2,65 mmol/l
Aufgabe: Knochenaufbau, Reizleitung von Nerven auf Muskeln
Erhöhung: Überfunktion der Nebenschilddrüse, Überdosierung von Vitamin D
Erniedrigung: Unterfunktion der Nebenschilddrüse, Vitamin-D-Mangel

Kreatinin
Normalwerte: Männer 0,6 bis 1,4 mg/dl   Frauen 0,6 bis 1,2 mg/dl
Aufgabe: Endprodukt des Muskelstoffwechsels
Erhöhung: chronische Nierenerkrankungen

Kreatinin-Clearance
Normalwert: Männer 1,54 bis 2,60 ml/s   Frauen 1,59 bis 2,54 ml/s
Aussage: Überprüfung der Nierenfunktion
Erniedrigung: Nierenschwäche, Nierenerkrankungen

LDH (Laktat-Dehydrogenase)
Normalwert: 80–240 U/l
Aufgabe: Enzym
Erhöhung: Herzinfarkt, Hepatitis

LDL-Cholesterin
Normalwert: < 160 mg/dl
Aufgabe: Blutfett
Erhöhung: Arterioskleroserisiko erhöht
Erniedrigung: Arterioskleroserisiko gesenkt

Leukozyten
Normalwert: 4–10/nl
Aufgabe: Abwehrfunktion
Erhöhung: (bakterielle) Entzündungen, Infektionen
Erniedrigung: Virusinfektionen, Strahlen- und Chemotherapie

Lipase
Normalwert: < 190 U/l
Aufgabe: Enzym der Bauchspeicheldrüse
Erhöhung: Entzündungen der Bauchspeicheldrüse

Lymphozyten
Normalwert: 1,0–4,8/nl
Aufgabe: Gruppe der weißen Blutkörperchen, Abwehrfunktion
Erhöhung: Infektionskrankheiten, Hepatitis
Erniedrigung: Tumorerkrankungen, Aids, Strahlentherapie

Magnesium
Normalwert: 0,65–1,03 mmol/l
Aufgabe: Erregungsübertragung zwischen Nerven und Muskeln
Erhöhung: Nierenerkrankungen, magnesiumhaltige Medikamente
Erniedrigung: gestörte Aufnahme durch den Darm, Alkohol

Monozyten
Normalwert: 0,2–1/nl
Aufgabe: Fresszellen, Gruppe der weißen Blutkörperchen
Erhöhung: abklingende Infektionen, Darmentzündungen

Natrium
Normalwert: 135–150 mmol/l
Aufgabe: Regulierung des Wasserhaushalts
Erhöhung: Flüssigkeitsmangel, chronische Nierenerkrankungen
Erniedrigung: Wassertabletten, Nierenschwäche, Herzschwäche

Phosphor/Phosphat
Normalwert: 2,5–5 mg/dl
Aufgabe: Bestandteil der Knochen
Erhöhung: Nierenerkrankungen, Knochentumoren
Erniedrigung: übermäßiger Alkoholkonsum, Nierenschwäche

PTT
(Partielle Thromboplastinzeit)
Normalwert: 40 Sekunden
Aussage: Maßstab für die Blutgerinnung
Erhöhung: Therapie mit Heparin, schwere Lebererkrankungen

Quicktest
Normalwert: 70–120%
Aussage: Maßstab für die Blutgerinnung
Erniedrigung: Therapie mit gerinnungshemmenden Medikamenten, Lebererkrankungen

Rheumafaktoren
Normalwert: negativ (= nicht vorhanden)
Aussage: nachweisbar bei rheumatischer Arthritis

Thrombozyten (Blutplättchen)
Normalwert: 140000–400000/μl
Aufgabe: zuständig für Blutgerinnung
Erhöhung: Infektionskrankheiten, Tumorerkrankungen
Erniedrigung: Leukämie, durch Medikamente und Alkohol

Thyroxin (T4)
Normalwert: 5,1–12,4 µg/dl
Erhöhung: Überfunktion der Schilddrüse
Erniedrigung: Unterfunktion der Schilddrüse

Trijodthyronin (T3)
Normalwert: 0,9–1,8 ng/ml
Erhöhung: Überfunktion der Schilddrüse
Erniedrigung: Unterfunktion der Schilddrüse

TSH (Thyreoidea stimulierendes Hormon)
Normalwert: 0,3–3,5 mlE/l
Aufgabe: Anregung der Schilddrüsenhormone
Erhöhung: Unterfunktion der Schilddrüse
Erniedrigung: Überfunktion der Schilddrüse

Transferrin
Normalwert: 200–400 mg/dl
Aufgabe: Transporteiweiß für Eisen
Erhöhung: Eisenmangel, Schwangerschaft
Erniedrigung: Entzündungen, Eiweißverluste, Lebererkrankungen

Triglyzeride
Normalwert: 180–200 mg/dl
Aufgabe: Blutfett
Erhöhung: ernährungsbedingt, Lebererkrankungen
Erniedrigung: Schilddrüsenüberfunktion

Zink
Normalwert im Serum: 70 bis 127 µg/dl
Aufgabe: wichtig für Wundheilung und Abwehrsystem
Erhöhung: Einatmen von Zinkdampf, übermäßige Zinkaufnahme
Erniedrigung: chronische Infektionen, Schwermetallbelastungen

Impressum

Midena Verlag
© 1998 Weltbild Verlag GmbH, Augsburg
Alle Rechte vorbehalten

Redaktion:
Barbara Zander, Monika Schuch
Medizinische Begutachtung:
Dr. med. Eberhard J. Wormer, München
Bildredaktion:
Miriam Zöller
Umschlag:
Heinz Kraxenberger, München
Layout: Christine Paxmann, München
Grafische Gestaltung und DTP/Satz: Klaus Lutsch, München
Druck und Bindung: Offizin Andersen Nexö, Graphischer Großbetrieb, Leipzig
Gedruckt auf chlorfrei gebleichtem Papier

Printed in Germany

ISBN 3-310-00440-6

Über die Autorin

Maria Lohmann arbeitet seit vielen Jahren als freie Medizinjournalistin und Buchautorin in München. Nach dem Studium war sie in mehreren medizinischen Verlagen tätig und hat sich dabei besonders auf naturheilkundliche Themen spezialisiert. Maria Lohmann arbeitet darüber hinaus seit einigen Jahren zusammen mit einer Kollegin in eigener Gemeinschaftspraxis für Naturheilkunde in München.

Haftungsausschluss

Die Deutsche Bibliothek – CIP-Einheitsaufnahme

Lohmann, Maria:
Lexikon der Normalwerte: Was bedeuten meine Laborwerte, und was ist normal? / Maria Lohmann
Augsburg: Midena 1997
ISBN 3-310-00440-6

Bildnachweis

Bilderberg Archiv der Fotografen, Hamburg: 76 (Wolfgang Kunz); FOCUS Photo und Presse Agentur GmbH, Hamburg: 2 (Geoff Tompkinson/Science Photo Library, London); MEV Verlag GmbH, Augsburg: 36, 44, 62, 94, 98; Bildarchiv Okapia KG, Berlin: 4 (Jeffrey Teiner), 5 (Fawcett & Shelton/PR Science Sci), 7 (S. Camazine), 10 (bbh fotografie), 15 (Manfred P. Kage), 24 (E. Reschke/P. Arnold Inc.), 27 (Manfred P. Kage), 57 (M. Polverelli/CNR), 58 (Carl-W. Röhrig), 86 (Dr. J. Ortaldo/P. Arnold Inc.), 103 (Dr. G. Murti), 104 (Udo Kröner), 107 (Jeffrey Teiner), 110 (SIU/Science Source), 126 (Jeffrey Teiner), 128 (CDC/RG/P. Arnold); PhotoPress Bildagentur GmbH, Stockdorf/München: 13 (Günther), 19 (Dr. Bahnmüller), 21 (Gerhard), 29 (Herdt), 30 (Jakob), 33 (Stein), 34 (Gerhard), 40 (Hapf), 43 (Rose), 46 (SW Studio), 51 (Gerhard), 73 (Kuh), 79 (Adler), 80 (Dr. Bahnmüller), 88 (Rose), 113 (Hapf), 118 (Döhrn); Studio für Illustration und Fotografie Sascha Wuillemet, München: 6, 50, 55, 56, 69, 91, 100, 124; ZEFA Zentrale Farbbild Agentur GmbH, Frankfurt: 71 (Norman); Titelbild: Heinz Kraxenberger Archiv, München

Literatur

Diele, Beate: Laborwerte. Was ist normal? Südwest Verlag. München 1996
Lohmann, M.: Therapiehandbuch Naturheilkunde. G. Fischer Verlag. Ulm 1997
Müller, Katharina: Laborergebnisse verständlich gemacht. Trias. Stuttgart 1995
Nachtnebel, Johanna: Normalwerte unseres Körpers. Herder Verlag. Freiburg 1992
Pschyrembel, Willibald: Klinisches Wörterbuch. Walter de Gruyter Verlag. Berlin 1994
Schmidt, Sabine (Hrsg.): Praxisleitfaden Allgemeinmedizin. G. Fischer Verlag. Ulm 1996
Zylka-Menhorn, V.: Was verraten meine Blutwerte? Govi Verlag. Eschborn 1994

Register

Register